春花媽宇宙藥輪

MEDICINE
WHEEL

春花媽———著

我是圈圈，我療癒你；
你是圈圈，你療癒我；
連結我們成為一體，
連接我們成為一個圓。

讓一切進入療癒的循環裡

　　所謂的藥輪，是一個圓圈的意思，而這個圓圈之中所有的一切誕生，有著自己的位置，天生而神聖。我們與萬物都在這個圓圈之中，也都有自己的位置，如果忘記自己的位置了，人心與身體甚至大自然都會生病。然而，只要回到自己的位置上，就能夠恢復健康了。

　　第一次接觸藥輪，是跟向 Sun Bear 學習過的美國朋友聊天時談起，然後帶領我深入了解並且進入這個神聖的圓圈之中。而這一套藥輪系統也是 Sun Bear 整理部落中古老的智慧而發展出來的，我想這是他對於大自然世界最細微也最美麗的觀察。有關於世界的核心以及四個方向，還有時間的流動甚至一切變化的過程，都記錄在這看似簡單的藥輪之中；而這個學習也讓我接受了自己在世界上的位置，更讓我理解所有的一切都有其秩序。當然在 Sun Bear 的教導之中，藥輪除了有動物還有植物與礦物，這三大族群都是世界造物的顯化。而或許我們也可以暫時以 Sun Bear 薩滿來稱呼通曉這種智慧的人，他們擅長與各種群體合作，人類的群體或動物的群體甚至是各種大自然造物的群體。目前我們學習的藥輪也是這些薩滿傳承千百年而集結成的智慧，藉由這個方式來了解更深的大自然奧祕。

　　當然，稱為藥輪也是因為相信其具有療癒生命的作用，當然最有力量的做法並不是吃掉這些大自然的造物，而是與這些大自然造物的靈性

連結，學習他們的力量以及生活方式，嘗試著透過他們的意志與精神找到療癒的方法。我喜歡用「與藥輪之靈連結」這個概念，像是讓自己走入藥輪的圓圈中，在這其中找到自己暫時應該待的位置，並且向這個位置的力量學習生存之道以及與自然共存的精神。

而看見作者將動物藥輪重新分析並且帶入台灣本土的動物生態時，真是覺得非常驚艷。是啊，台灣的動物力量更是我們需要去體會感受與深入了解的。因為這些動物們肯定是這塊土地上的神聖力量代表，本身都代表的各種不同的意義以及生活方式。這肯定是要非常喜愛動物並且嘗試深度理解的人才能做到。看著書中的故事以及與這些動物意志對話的過程，總有一種十分貼切也十分到位的感覺。「啊，這個動物之靈肯定就是會這樣說話的吧！」這部分或許也是身為動物溝通者的作者才能夠完整描述出來的，而我們也能夠透過作者與動物之靈溝通的過程，走入台灣動物藥輪之中。

在書中有許多與動物之靈學習以及對話的方式，像是自我詰問也像是一場自由聯想，而這些過程都是協助人自我整合，並且找到療癒力量的關鍵。向動物之靈學習，也並不是像某些缺乏深入理解而妄加論斷的人所幻想的那種與死去動物的靈魂對話，或者是豢養動物靈作為役使的作法。在薩滿的藥輪精神中與動物之靈對話，是向整個動物世界乃至於特定動物族群對話，因為薩滿們深深相信所有的造物都是存有靈性與智慧的，並不是因為他們無法以人的語言說話就沒有靈魂。而這些動物之靈能夠在大自然中生存下來，也必定有他們的智慧與經驗，透過深刻細微地觀察以及靈魂間的對談，或許我們也能夠找到自己所需要的部分。

而我想這本書的誕生，也意味著台灣土地上的動物之靈乃至於自然

之靈，更願意與人類世界產生真實而且具有療癒力量的連結，這或許也反映著台灣人們對於自己生長的土地更加認同且愛惜。當我們敞開並且願意與大自然連結時，大地的藥輪也會自然地將我們納入神聖的圓圈之中，讓人們能夠有自己的合適位置，讓一切進入療癒的循環裡。

在此，祈願台灣與世界上所有大地上的藥輪順利轉動，萬物萬靈回歸神聖的秩序裡，一切自然有道，道行自然。

荒人巫思手抄 格主
思逸 Seer

天地交而萬物通

在數次幫忙春花媽看初稿、校對、分享讀後感的過程中,某一日,電光石火間,一個意念流入腦海:之所以參與這些,不是因為春花媽來委託,而是一個更大的存在將我推向前。如禪師豁然大悟,直覺告訴我對此不需懷疑。

一切的偶然其實都是必然。一位老師曾這麼教過我。

在家中的兔子生病、離世,到迎來第二隻兔子這段期間,我的身分從春花媽的案主,變成動物溝通班的學生。破碎的靈魂重新聚合,世界的面貌也經歷了哥白尼式的翻轉。原來與自己有緣的動物,除了兔子之外,還有山魈和紅毛猩猩。動物帶來的連結,一點一滴地引導我走向另一種風景。

在春花媽的教室中開始學藥輪,看到兔子、山魈、猩猩都在其中的某個位置上,才知道原來在此和藥輪的相遇也是一種必然。

平常的研究工作著重在《易經》,這一點也在許多時候決定了自己的思考模式。學習藥輪的過程中,屬於另一種截然不同的系統,但透露出類似思維的《易經》,往往成為我的參照點。例如,中央圈的「太陽父親」是具有創造性的陽性能量,相對的,「大地母親」,是陰性的力

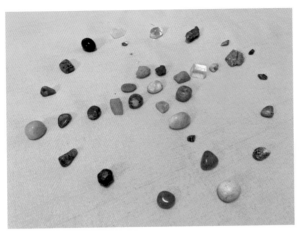

從自己的石陣中我感受到，在生活中實踐藥輪，那麼自身便是最好的能量來源。如同《易經》包含的思想：「大人者與天地合其德。」

量、土元素的力量，也是母性的力量，是無條件的包容、無條件的愛。在這裡可以聯想到希臘神話中的大地之母蓋婭，更可以聯想到《易經》六十四卦中的第二個卦「坤」。「坤」與「乾」相對，代表純陰的卦，同時也象徵地、母親、女性、柔順、包容。乾的陽剛力量足以創造萬物，坤的陰柔力量則是讓萬物得以成形、茁壯的子宮。因此陰不只是陽的附屬，更有自己獨立的重要意義。陽未必吉，陰未必凶，互補、適時與和諧，才是理想的型態。只是在《易經》體系中，天／陽和地／陰仍有先後順序，乾是第一，坤是第二。相對的，在藥輪圈中，大地母親卻排在太陽父親之前，來自北美洲的藥輪在這一點上或許也和源於中國的《易經》具有互補的作用。

藥輪的核心結構是曆法，是十二個月的時間流動。流動未曾停止，如同人們面對的狀況也時時刻刻處於變動中。在某一月份來到世間的你，會有某些傾向，但你的行動，本身就是一種變數，在流年與流月的不同議題中，在充分理解自己的情況下，你的行動可以帶來更好的生活

品質。因此在書中，對於四個家族、十二月亮的描述，並不是將你框限住的程式碼，而是身為蝴蝶家族的春花媽，筆調流洩出溫柔的提醒。同樣的，《易經》的核心思想是「變化」，每一個卦都由不同的陰陽狀態組成，指示了各種情境。每一卦也並非孤立的存在，而是與其他卦相連，如同陰陽循環更迭，造就晝夜、四季的變化一般。六十四卦以乾卦為第一，以象徵「未完成」的未濟卦為第六十四（值得注意的是，象徵「完成」的既濟卦位於第六十三，且並非好卦。「未完成」才會促成循環），顯現了「萬事萬物循環變化」的世界觀。正因事物不斷變化，吉凶狀況也非可一概而論。每一卦吉中有凶、凶中有吉才是常態。在這過程中的我們，採取的行動也是一種變數。吉凶發生的當下狀態，皆非永遠持續。掌握自己的能動性，趨吉避凶，堅守正道，有過則改，才更是《易經》在歷代學者的解釋中，如同磐石般穩定不移的原則。

　　或許，真正影響重大的隔閡，並非發生在不同的民族與文明之間，而是發生在人們遺忘了自己與自然間的關係。

　　期待藥輪的種子能在台灣生根、發芽，也衷心期盼在此道路上前進的各位，都能好好地立足於天、地、動物與人的連結中，活出更好的自我。

國立台灣大學中國文學系副教授
陳威瑨

動物帶我走入藥輪療癒的圓

你的貓會要求你學什麼嗎？

我的貓會。

你畫過圈圈嗎？

你喜歡圈圈連接在一起的那個瞬間嗎？不管它夠不夠圓，你喜歡畫圈圈，看著自己創造一個個的連結嗎？

一個外在的起因

我自己是一位動物溝通者，也有開設課程教授學生。我在教授學生的過程，會提醒學生要注意生命中，有各種動物會用各種形式來參與我們的生活。但生活可能太忙碌，照顧家中的動物夥伴都來不及了，有時候有些學生就會忘記了……有些動物還在等待被我們開啟緣分。

有些時候則是已經邂逅了一些有緣分的動物，但只能大眼瞪小眼的看著彼此，並不太了解緣分是如何建立的；或者是說……對於要開展一段緣分有很多的顧慮，因為生活已經太忙了。但是如果，我是說如果——「動物們的出現，是讓我們生活得更有品質的捷徑」呢？

一個內在的念頭

接觸藥輪，是因為我的貓「春花」在跟我討論環境。我們在討論如

何生活得「好」。他說環境中動物生活的好，是因為動物懂得自己跟動物與植物的關係，也知道如何跟土地好好相處。他知道人類有這樣的歸納，但是很多人都忘了。

我們從廿四節氣討論到中國的八卦與西洋的星星、延伸到十三月亮曆，然後到北美的藥輪等。

春花跟我說：「藥輪的圈圈很平衡，要跟大家說，這就交給你了。」

（雖然我是貓奴，但你這樣的方式也太不負責任了吧！吶喊！）

對我來說，以上的種種的體系，都是「時間」。

時間概念是人類理解環境的特殊方式之一。「記錄時間」可以幫助人類避免問題重複發生，也讓意外的機率降低。智慧經過時間的考驗，讓人的族群可以更安全的拓展。

圓的概念廣泛地使用在原始社會中：八卦是圓的，星圖也是圓的，藥輪也是圓的。人跟環境的關係如果是圓的，一個相互連結的圈圈，那想必也是均勻和諧的，為此……我開始被藥輪的圓所深深吸引。

記得我第一次跟著藥輪的圓走的時候，有一種深刻落地的感覺。發燙的小腿比我更積極的想要繼續走著，走在這個圓上面，想要一步步更深刻地融入這個圓之中。而且我看到動物匯聚在我身邊，跟著我一起走著，我也在每一個位置中，與很多動物重逢了。

在有些位置，我看到了以前的畫面；在有些地方，我看到自己老去的樣貌；有些時候，我看到不同的自己與當下的我交會著，而動物們都在，一直、一直都在。

動物一直都在我的身邊守護我，這是我每日生活真實的感受。不論

是早起聽到鳥叫聲，或是壓在胸口貓咪的呼嚕聲，抑或是老狗濃厚的鼾聲，有時則是從四方突如其來的動物訊息。例如透過網路出現的美洲獅圖案，樹上的他跟我分享今天上樹的心情；有時候是救援的動物發出嗚嗚的聲音，我一邊傳著光，一邊安撫他；有時候只是長鬚鯨帶著海洋的涼意，要我跟他一起漫游一會。生命何其有幸，我受到動物的恩寵而能與他們溝通，因而獲知更多的訊息，為此，繼

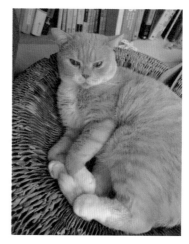

春花

續分享藥輪是一件我可以為動物們做的小事情，這是我的榮幸。

　　我想跟大家分享「藥輪」這個源自北美印地安民族的智慧，由「太陽熊」（Sun Bear）與他的弟子分享給這個世界的智慧。在這裡請容我分享太陽熊說過的話 ──「平衡的行走在大地母親的懷裡」，這是我在藥輪裡最幸福的感受，也是我的貓「春花」提點我的重點。

　　一如太陽熊老師說的：「我們每一個人，其實生來就有做夢跟預示的能力，這也是身為人類的我們之所以能藉由這個天賦在地球上作夢，追尋並實現自己願景的主因。這個能力，也幫助我們去反思那股創造我們的力量與自身的關係。」為此，我想持續分享藥輪的好、藥輪的圓，讓豐盛的動物力，成為我們生活的常態。

　　藥輪是一種曆法，是透過時間與動物所分類出來的曆法。希望透過我身為一位動物溝通者的分享，在中文的世界裡成為更不一樣的落地聲

響，願你我都能更有意識的理解動物守護我們生命的質地，祝福平安。

　　四季如圈、順流如圓、周繞你我。

　　最後與大家分享「藥輪之歌」。不論用哪一種方式吟唱，只要你心裡有一個圓，都能傳遞藥輪之歌的祝福與愛。

　　「我是圈圈，我療癒你；
　　你是圈圈，你療癒我；
　　連結我們成為一體，
　　連接我們成為一個圓。」

動物到底在說什麼啊？

　　也許你是一個有動物夥伴的人，你會想知道他們為何來到你的身邊嗎？也許你是一個常看見各種動物的人，但沒有自己的動物夥伴，你會覺得很奇妙嗎？

　　關於眼前反覆出現的大象，為什麼一直映入眼簾，有種熟悉感，但是又覺得不太明白……

　　我自己第一次翻開藥輪的書，是一本二手書。裡面有一個舊舊的書籤，是太可愛的蝙蝠，畫給小朋友看的。他是粉紫色的蝙蝠，而不是黑黑的那種，張開翅膀笑著飛。

　　我翻開書的第一頁，就看到鹿的相關說明，後來才發現，那是我自己。我是六月生的玉米種植之月的人，我是鹿守護的人，是出生在東方的人！這一切的分類都讓我感到好奇。藥輪不是我小時候常聽到的十二生肖，也不是我在青春時期聽同學說的西洋星座，那這款人類分類學到底是怎麼來的，為什麼可以擁有這麼多的動物資訊，又為什麼人類會跟動物有關係呢？這跟我常常看到熊跟鹿，有關係嗎？我帶著很多的疑惑，一頭迷進了這個圈圈的世界裡。

　　我自己覺得最好玩的其中一件事，是我如何開啟藥輪的。那本二手書是我在開業的那年冬至遇見的書，冬至後二日，我翻開這本書，窩在棉被裡的我，跟著春花一起看書，內心不斷覺得讚嘆。我自己是玉米種

植之月的人，是屬於東方的第三個月，被鹿守護的人。通常玉米種植之月的人，多數都是好動活潑並且勇於嘗試，而東方的人往往都是帶給周圍改變的人，真的跟我本人很像捏！而鹿這件事情也真的非常有趣。我從小在大大小小的地方都會突然看鹿的圖案或是影片，記得有一回去動物園，不知道為什麼在台灣水鹿區一直被鹿看著，而且還是面對面，只隔著玻璃板。我問鹿說：「你在看什麼？」鹿回答：「我想問你，你看見了嗎？」看著書的我，想起了那頭鹿，我在心裡想，我看見了。

遇見藥輪的時間是「長雪之月」，是一個關於傳播古老知識的月份，當初我看見的蝙蝠書籤是藥輪路徑的「愛」。當我把一切串連起來的時候，我覺得身為一個願意承載改變的鹿人，這個古老的智慧是我透過動物學習愛、分享愛的具體方式，因為「藥輪是動物教我們看世界的方法」。

你知道嗎？翻開書中的任何一頁，或是直接找到你喜歡的動物來閱讀，你都能了解動物想對你說的訊息。那都是為了讓你更能安然處於當下，或陪伴你經歷困惑、給你支持；又或是，那個動物就是想要看看你，因為，你就是他所想念的。恭喜你們又重逢了。

本書使用說明

文／陳威瑨

　　本書是春花媽分享藥輪研習心得的成果。藥輪的知識體系來自北美洲，春花媽在鋪陳基本理論、北美神話等元素的同時，再加上個人對動物（尤其是台灣動物）的關懷，以及療癒讀者的目標，針對廣泛的大眾重新整合，發揮而成本書。總而言之，本書的定位是「一名立足於台灣土地的動物溝通者，對藥輪知識體系所做的介紹與應用」。

　　在這樣的知識體系中，人作為天地間的一個存有，與時間、天體、動物、植物、礦物皆有連結。在特定的時間出生、行動，便由此連結而帶有某種特質或課題。此外，人活在一個充滿意義的世界，意義透過徵兆而顯。動物的展現、天候的變化等等，都是有待人們把握的徵兆，進而通往一種配合連結的生活方式。理解這一點後調整自己看待自身、看待人際、看待世界的方式，這是本書最大的期許。再者，連結放諸四海皆存，只是在不同的土地上有不同的形態。與我們台灣人具有最密切連結的動物，終究還是台灣動物而非北美動物，這也是本書的藥輪結構圖中既包含北美動物，也呈現台灣動物的原因。

　　在第一章的部分會介紹藥輪的基本結構，這是北美原住民世界觀的顯現，呈現出人與時間、動物之間的連結。若是在此部分一下子因太多名詞而有迷失方向之感，也不用著急，可待閱讀後續對於藥輪各部分的進一步論述再作思考。但此處可先先好好玩味藥輪的圓圈形狀所象徵的

「循環流動」意涵，理解到在時間的不停循環之下，生活步調也是需要時時相應調整的，也體會到我們每個人處在互相連結的時空位置中，終究與其他的時空位置，以及其他人、其他存有密不可分。

第二到第四章是對藥輪各位置的進一步解說。特別要注意的是，其中的內容並不是對特定的類型貼標籤，不是對缺點的指責，而是一種祝福。讀者可以看到春花媽介紹的方向並非對於特質的死板限定，而是以通往更好的自我省察與人際互動為目標。在此可以思考：對於屬於你的月亮，能否給你啟示？對於不屬於你的月亮，又能否在你和他人相處上產生作用？另外，第二與第三章中包含的春花媽與動物間的對話，顯現了該動物代表的生活方式與思維態度，或許能提供面對生活情境課題的讀者一些啟示。這一點和第五章透過蝴蝶型態與台灣藥輪各動物的對話想要達到的目標是一致的。

第六章提供了幾種不同的藥輪應用方式，這是因為藥輪的知識體系中包含占卜，也就是尋求啟示、指引的行為。讀者可以透過書中的範例，一起試著練習，並配合前面的閱讀與連結自身經驗的過程，摸索出更多可以用在增進生活品質上的解讀。這部分除了搭配前面第二章到第四章的內容之外，也可以思考附錄一中的關鍵字意涵。關鍵字是對藥輪的十二路徑以外各位置象徵意涵的凝煉結果，提綱挈領地勾勒相關特質。不過要請讀者千萬留意的是：書籍一經寫定，文字便成為僵化的陳跡，真正的生命存在於詮釋裡。讀書之道莫不如此，唯有在生活中尋找更多體會文字內涵的可能，而不是單純背誦，才能發揮效用。如何領悟更多的活用啟示，而非流於書上有限文字的複述，終究仰賴時時刻刻的自我省察。

CONTENTS

開場的直覺遊戲

Round 1. 請依直覺選擇自己喜歡的動物！

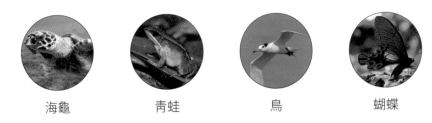

海龜　　　　　　青蛙　　　　　　鳥　　　　　　蝴蝶

Round 2. 你想要變成的動物！

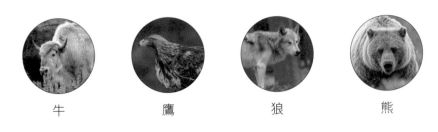

牛　　　　　　鷹　　　　　　狼　　　　　　熊

Round 3. 將顏色依喜好排序，1為最喜歡，4為最不喜歡。

（　）銀色 ●　　（　）藍色 ●　　（　）紅色 ●　　（　）橘色 ●

最後請從 1 ～ 36 之中，直覺選出 3 個數字，填寫在下方：

_____、_____、_____

這些選擇的意義到底是什麼？讓我們翻開書來繼續探索，看看藥輪要跟我們玩什麼吧～

第 1 章

——

初探藥輪

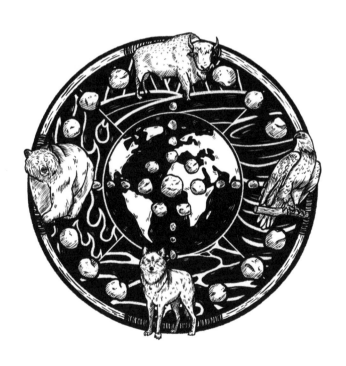

藥輪的結構

　　藥輪是一個圓（編號①），然後長出一個圈（②～⑧），再往四方路徑長出一個圈的結構（⑨～㉔）。數字請對照 P.23 ～ 24 圖上標示。

　　中央的圓跟包圍它的七個圓，稱為「中央圈」。然後最外圍的十六個圈圈，稱為「外圈」，也稱為「靈性守護者」。而連接中央圈跟外圈的四個方向的路，則是「十二神聖路徑」（㉕～㊱）。

　　藥輪的「中央圈」跟「外圈」，是根據空間與時間而建立的秩序：

一、中央圈

　　1. 中央圈中心：造物者①

　　2. 中央圈外圍

　　　天群：大地母親或稱大地媽媽、大地之母②、太陽父親或稱太陽
　　　　　　之父③、月亮祖母④

　　　地族：海龜⑤、青蛙⑥、雷鳥⑦、蝴蝶⑧

二、外圈（靈性守護者）

　　1. 四方守護者（也稱「四風守護者」）：⑨～⑫

　　2. 十二月亮（月份）：北方之月（⑬～⑮）、東方之月（⑯～⑱）、
　　　　　　　　　　　　　南方之月（⑲～㉑）、西方之月（㉒～㉔）

三、十二神聖路徑

　　1. 北方路徑：㉕～㉗

美洲藥輪

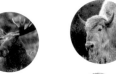

9
北·白野牛

24 長雪·馱鹿

13 大地復原·雪雁

 25 淨化·浣熊

23 結凍·蛇

26 重建·蚯蚓

14 休眠淨化·水獺

27 純潔·海豚

22 群鴨飛遷·渡鴉

6 青蛙家族
青蛙

7 雷鳥家族
雷鳥

8 蝴蝶家族
蝴蝶

15 強風·美洲獅

12
西·灰熊

34
體
驗
·
鯨
魚

35
內
省
·
老
鼠

36
力
量
·
螞
蟻

5 海龜家族
海龜

1
造物者

2 大地母親
陸龜

30
光
明
·
螢
火
蟲

29
智
慧
·
貓
頭
鷹

28
清
晰
·
蜂
鳥

10
東·金鷹

4 月亮祖母
潛鳥

3 太陽父親
蜥蜴

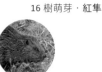
16 樹萌芽·紅隼

21 收穫·棕熊

 33 愛·狼

 32 信任·鮭魚

 31 成長·兔

17 蛙回歸·河狸

20 採莓·鱘魚

19 烈日·啄木鳥

11
南·草原狼

18 玉米種植·鹿

台灣藥輪

9
北 · 長鬃山羊

24 長雪 · 台灣水鹿

13 大地復原 · 黃羽鸚嘴

25 淨化 · 高山小黃鼠狼

26 重建 · 南湖山椒魚

14 休眠淨化 · 歐亞水獺

23 結凍 · 金絲蛇

27 純潔 · 白海豚

22 群鴨飛遷 · 星鴉

6 青蛙家族
豎琴蛙

7 雷鳥家族
黑嘴端鳳頭燕鷗

8 蝴蝶家族
寬尾鳳蝶

15 強風 · 台灣雲豹

12
西 · 台灣黑熊

34
體驗 · 大翅鯨

35
內省 · 鹿野氏饅鼠

36
力量 · 沃氏棘山蟻

5 海龜家族
欖蠵龜

1
造物者

2 大地母親
食蛇龜

30
光明 · 螢火蟲

29
智慧 · 草鴞

28
清晰 · 八色鳥

10
東 · 東方蜂鷹

21 收穫 · 穿山甲

4 月亮祖母
太平洋潛鳥

3 太陽父親
台灣草蜥

16 樹萌芽 · 鳳頭蒼鷹

33 愛 · 金黃鼠耳蝙蝠

32 信任 · 櫻花鉤吻鮭

20 採莓 · 巴氏銀鮈

31 成長 · 台灣野兔

17 蛙回歸 · 台灣水韭

19 烈日 · 大赤啄木鳥

11
南 · 石虎

18 玉米種植 · 梅花鹿

2. 東方路徑：㉘～㉚

3. 南方路徑：㉛～㉝

4. 西方路徑：㉞～㊱

造物者與天群

　　中央圈的中央是「**造物者**」，藥輪的中心，一切的開始、結束與過程。每一個存有從中央圈踏出，每一個人都會擁有「**天群**」：分別為「**大地母親**」、「**太陽父親**」、「**月亮祖母**」。每一個存有都是經受太陽和月亮的照耀，都是依賴土地而立的生物。其中大地媽媽是一個特別的存在，在第二個位置，即造物者之後，太陽、月亮之前。祂是連接天地與萬物重要的媒介，也表示一個人從造物者的圈圈出來，就一定會在藥輪中有自己的位置，從天的守護到無條件的愛、然後落地，所以才會說藥輪是時間跟空間的交集。

　　中央圈的出現，也代表著我們與環境的關係正經受的考驗；或是說，環境不論好壞，目前正是影響我們的要素，而時間是催化的幫手。對你而言，時間有意義嗎？四季的變化對你來說有差別嗎？有觀察到自己在哪一個季節比較快活嗎？還是時間就只是一個理所當然不斷流動的數字呢？這樣具體的流動卻明白地忽略，埋這麼深到變成理所當然，以至於讓我們錯看眼前的許多風景。

地族

　　「**海龜**」、「**青蛙**」、「**雷鳥**」、「**蝴蝶**」這四大家族，也代表著土、水、火跟風元素。我們每一個人都會有屬於自己的家族，我們將帶著家族的特質去發揮個人本體的特色。從我們出生的那一刻起，就註定每個人所屬的地族了。你可以從下文說明或 P.237 的藥輪簡圖，找到自己生日的那一天歸屬於哪個地族，以及後文會接著說明的十二月亮。

海龜家族：12/22 ～ 1/19（大地復原之月）、4/20 ～ 5/20（蛙回歸之月）、8/23 ～ 9/22（收穫之月）

青蛙家族：2/19 ～ 3/20（強風之月）、6/21 ～ 7/22（烈日之月）、10/24 ～ 11/21（結凍之月）

雷鳥家族：3/21 ～ 4/19（樹萌芽之月）、7/23 ～ 8/22（採莓之月）、11/22 ～ 12/21（長雪之月）

蝴蝶家族：1/20 ～ 2/18（休眠淨化之月）、5/21 ～ 6/20（玉米種植之月）、9/23 ～ 10/23（群鴨飛遷之月）

在藥輪中如果反覆出現家族的訊息，也代表著被忽略的自己。你會透過懷疑自己來思考，還是詆毀自己呢？如果是前者，你可能是海龜或是蝴蝶家族；如果是後者，你可能是雷鳥或是青蛙家族的人。不論你喜不喜歡這些特質，在本書中，都希望你把這些詞彙當成「形容詞」。它不是在批評你的樣貌，只是在敘述這個樣貌的狀態。所以請把那些價值判斷都留在書本之外 —— **用歸零的角度，看看藥輪的流轉吧。**

外圈的靈性守護者

四方守護者，也稱四風守護者，即為「北」、「東」、「南」、「西」四個方位與「十二月亮」，也就是十二個月份所組成的靈性守護者。

祂們就是「方位」與「季節」的關係。四風所代表的方位特質，會揭示我們誕生於這個方位的「天賦力量」；而落到每一個月份、每一個月亮裡，則會凸顯「支持的力量」，也就是說，我們天生擁有的才能配上出生的月份，是一個分別的過程，這樣的分別也是一個冒險的開始、過程與結果的顯示。這部分的細節會在後文中有更詳細的敘述。

最後是四條直直的路徑，也是藥輪圈中唯一非圓的結構，因為祂是

超越時間的存在。「**十二神聖路徑**」是冒險的路徑，是問題的關鍵，也是具體解決問題的引導。當我們在路徑上，通常表示我們已經在解決問題的路途上；或者說，我們同時也有路徑的力量來強化自己的旅程，是我們有利的夥伴與溫柔的提醒。

讓我在此刻呼吸一下，收束一下目前的資訊：
一、每一個人都擁有三個天群（大地母親、太陽父親、月亮祖母），因為日月照耀大地，我們都在土地上生長。
二、每一個人都只屬於一個地群（海龜、青蛙、雷鳥、蝴蝶其中之一），而地群在中央圈內。
三、每一個人都屬於一個風（北、東、南、西），而每一道風都代表一個方位。
四、方位帶領我看見自己屬於哪一個月亮（十二月亮），找出我們在外圈的位置。
五、路徑（十二神聖路徑）人人都擁有，是連接外內圈的力量，但每個人會經過的時間不一定。

藥輪是一個圈，從宇宙、從天，因為你的存在連結到地，而後展開的藥輪旅程。透過時間轉移，我們會在不同的空間中流轉，看見自己生命的本質；看見自己在不同的月亮之中，我們都還能淬煉自己、觸碰自己真實的樣貌，不管是在黑暗裡的，在陽光下的你，完整的你，圓的你。

「我是圈圈，我療癒你；你是圈圈，你療癒我；連結我們成為一體，連接我們成為一個圓。」

歡迎踏入藥輪的旅程，衷心感謝你的啟程。

第 2 章

—

藥輪中央圈

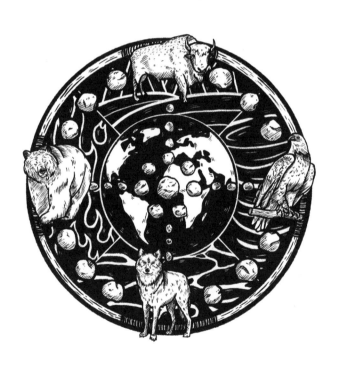

造物者

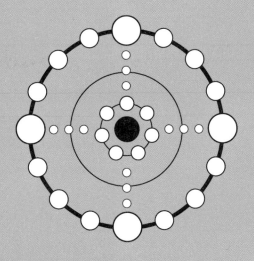

造物者

Creator

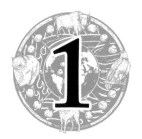

造物者

對你來說，如果有一個關於「自己」的問題要問你自己，你會問自己什麼呢？

會是……

為什麼讓我生而為人呢？

為什麼我是這樣的人？

為什麼有時候，我無法跟自己好好地相處？

為什麼有時候，我可以很安然自在，有時候卻彆扭得惹自己生氣？

為什麼我的個性有很執著的部分，但我又知道何時該換上文明的裝扮？

為什麼在我人生中，那些過不去的事情都是一樣的，而且一而再、再而三，換湯不換藥地不斷出現來擊潰我？

我是否記得，只要跟自己好好對話之後，其實往往都可以好好地繼續陪伴自己？但是為什麼我就是常常忘記，自己就能是自己最好的陪伴者？

為什麼？為什麼「我是我」？

到底是誰讓我降生地球，讓我非得要用現在的肉體來經歷這一切，無法離捨，只能追求與這世界的和諧安穩呢？

對我來說，造物者是一個答案，一個透過自己來對談的答案。

在藥輪之中，造物者代表著一切：一切存有，也是一切的顯化，亦是「空」。

換句話說，造物者是連續活躍的狀態，是生命的開始，也是萬物的結束。因為造物者的存在，是為了與圓滿的自己相遇而行動。我們的一切，都是自己創造的顯化。

因為，「我們就是自己的造物者」。

我是說，如果你還記得 —— 你是你自己的造物者。

每一個人在藥輪裡都會有自己的相對位置。但無論你是從哪一個位置降生，造物者都是零死角的看顧著你，一如你對於自己存在的理解。

在每一個生之時期，我們會有不同的目標、不同的壓迫，或者說不同的自在。能夠真正陪伴我們度過一切的，只有我們自己，如果不能自處，何以真實好活呢？

造物者會透過萬事萬物，顯化在生命之中，讓我們自己去領略訊息的意義。正是因為他是全能全知的存有，當我們能理解「造物者是為了讓我與圓滿的自己相處」，就能為生命的坑坑疤疤帶入溫柔的光，看見自己的樣態；當然也可以在幸福之中更加擴散我們的豐盛，理解喜樂悲苦都是成就自己的旅程。

這也是藥輪想要跟大家一起經歷的旅程。

單元冥想

呼吸～呼吸～呼吸～深深地吸氣、深深的吐氣，感受到自己的存在。

感受到自己是一個點，從這個點如同漣漪一樣地往外擴散。

我們是圓的中心。意念回到自己的中心，然後拓展到身體，再擴散到你的座位、你的空間、你所有的關係、你所在的土地，包含你的天空、地球和宇宙。你是中心，你是圓的起點也是終點。

感受到四方天地宇宙的守護包圍著你，你是你自己，你是造物者，你是藥輪的中心。

春花媽小語
請回憶起自己就是造物者的化身，完整的體驗、感受自己。

關鍵字
＃一切 ＃一體 ＃一個圓

天

群

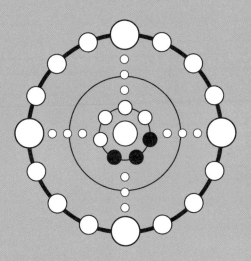

大地母親・太陽父親・月亮祖母

Earth

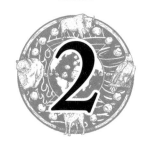

大地母親

元素：土

美洲代表動物：**陸龜** ｜ 台灣代表動物：**食蛇龜**

　　要讓自己好好活於世，身為人，首先是要好好落地吧？

　　這就是造物者出現後，緊接著出現「大地母親」的原因。因為落地要有所憑藉、有所依，那要站在哪裡呢？就是在地上，也就是「土」。所以大地母親也代表「土」元素。

　　土地跟陽光、空氣、水一樣，之於我們都是不可缺少的元素，相對來說，也是我們最理所當然「忘記」的存有。能夠往前走，是因為腳下綿延的土地緊密連接著，但因為目光在前，想要做的事情在遠方，腳下的土地只剩下與鞋子的接觸，更何況我們的腳還被襪子包裹著。土地的觸感，我們已經忘記好久了，可能也忘記了很多個世代了，大地之母這個深刻代表著環境的位置，是我們最容易忘記的根本，為什麼呢？而為什麼我們會變得這麼理所當然呢？

　　大地母親的本質代表的是「永恆豐饒無條件的愛」。看到這句話，

你會想到媽媽嗎？如果我們恰巧都生長在普通家庭，媽媽雖然囉唆，但是我們知道母親的愛跟囉唆一樣豐厚地包圍著我們，所以可以不用特別放心上，因為媽媽永遠都在。一如土地，再怎樣被海洋吞食，身為人的我們，只會往有土的地方探索，讓自己安在。我們對於安全的需求，在孩提時已經深深扎根在我們的身體裡。

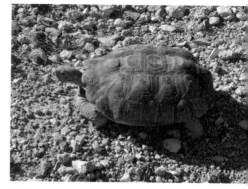

陸龜

強烈的母性正是大地母親的特質，因為唯有如此，我們才有可能在被愛之後，願意「展開新的開始，嘗試建立新的自己」。因為只有透過展開旅程，我們才有機會實驗自己存在的樣態，才能真正開始「透過自己來落地生根」。

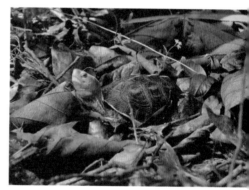

食蛇龜

這是一個很有趣的設計：我們在學會站好之前，必須先狠狠地被愛過，然後我們就會離開愛，去探索自己的模樣。也就是說，愛的本質是為了讓你冒險。在冒險之中，你是否願意開放你自己？而在你踏出步伐冒險之前，你需要保護好你自己、理解自己有多少資源、要如何分階段使用，才能真正展現全部的自己。了解自己有多少缺陷、受傷要躲在哪裡才安全，才能成就自己最好的防禦力！換句話說，這世界最大的公平，就是你我都生於土地，同享土地無條件的愛。但是同樣的土地滋養出千百種人，無論我們的人生旅程如何展開或如何拓展，只要你願意有

意識地接受，大地母親的慈悲從來不會缺席。

　　而當我們理解到，無條件的愛無所不在的時候，對你來說，專屬於你的愛的旅程會是什麼？什麼時候你會放開自己來愛？什麼時候你會選擇超越自己，慈悲的付出？不管是哪一種愛的旅程，大地都在，你在愛就在。

大地母親給我們體驗

　　我們是否相信自己原始力量的存在，就是愛的顯化。

　　換句話說：「你是否相信自己？」

美洲代表動物 —— 陸龜

春花媽：「你覺得大地媽媽對你最好的是什麼啊？」

陸龜：「全部都是好的啊！祂給我的一切讓我可以安全的生活，我又可以躲回自己的殼裡，又可以伸展出來吃東西。有什麼比我們更方便、更容易存活的動物嗎？」

春花媽：「像你們這樣面面俱全的，真的比較少。」

陸龜：「所以踏在路上的每一步，都值得感謝啊！」

台灣代表動物 —— 食蛇龜

春花媽：「你喜歡自己的龜殼嗎？」

食蛇龜：「我從出生就跟它相處，讓自己可以輕易地帶領它跟著我走。它保護我，我帶著它前進。」

春花媽：「龜殼是你，還是你冒險的夥伴啊？」

食蛇龜：「你看不出來我們是一體的嗎？」

春花媽：「是一體的。」

食蛇龜：「大地媽媽跟我們也是一體的啊！」

單元冥想

　　請將雙手平放，放置在海底輪，也就是肚子的最下方，恥骨的上緣。

　　呼吸，呼吸，深深地吸氣、深深地吐氣，感受到自己的存在，給自己一點時間好好陪伴自己。想想自己赤腳踏在土地上，想起那樣的呼吸感，進一步感覺自己原始的力量如何支持著你。記住那樣的產出帶給你的安全感，並且相信它。

　　呼～吸～呼～～吸～～呼～～～吸～～～

春花媽小語
赤腳在有土壤的地表上走走吧。
你將會發現，開始的不安竟會化為大步的前進，最後你便可以安心地躺下，讓大地媽媽擁抱你，接受無條件的愛。因為你一直都是最珍貴的。

關鍵字
豐饒 # 多產 # 支持

Sun

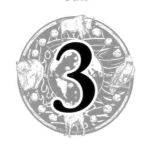

太陽父親

元素：火／風

美洲代表動物：**蜥蜴** │ 台灣代表動物：**台灣草蜥**

　　當陽光溫暖灑下的時候，你會想將自己都坦露出來，讓每一塊都曬得暖暖的嗎？如果會，那就是你感受到太陽的魅力，而那也是太陽父親希望與你建立的連結。

　　換個角度說，如果是太陽讓一切都現形，連你所害怕的也都無所遁形的顯化⋯⋯那你依然能在這樣清晰的環境之中，堅守自己的立場嗎？

　　太陽父親就是這樣的存在，同時也應證了：「*釋放出清晰的陽性能量，彰顯自己的天賦。透過清楚的看見，你更能領悟自己的力量，展現自己的立場，擁有拒絕的勇氣。*」

　　我們都清楚 —— 沒有黑暗，光明也無法存在。陽光是彰顯一切的存在，也因如此，太陽父親亦是「權威」議題的代表，讓我們細思自己的人生。而我們所嚮往的目標往往也是造成壓力的來源，一如黑暗跟光明是一體兩面的。

如果我們在太陽父親的照耀下，可以理解自己所真正擁有的，並且整合環境中的資源，就能更有效地朝著心所嚮往的人生前進。反之，如果當環境太清晰，而你目光所及之處，卻只看見自己被為難的地方，因而無法發現那些適合你走的路，清晰是否就變成你的壓力了？那你還能堅守初心，記得自己的夢想，繼續朝自己的道路前進嗎？

那……在不想被陽光看見的時候，你願意在閉眼時，看見自己心底的光嗎？當我們理解太陽無論西沉東升，我就是自己的太陽，我清楚自己的路，是否就更能不被外在影響呢？

太陽的清晰是服務你的選擇，而不是為了強化你對自己貧乏的認同，陽光之下，你我都是可以生長的生物啊！一如太陽是火元素，當人類可以取火，並且能在生活中持續使用火，這就是人類進步的開始。其中不是沒有損失，但進步也是使人變得幸福的基礎。

願光照耀你我。

美洲代表動物 —— 蜥蜴

春花媽：「一直在很熱的地方，會不會很不舒服啊？」

蜥蜴：「不會啊，在冷冷的地方才會睡到死。」

春花媽：「蛤？」

蜥蜴：「所以我喜歡曬太陽，這樣才可以好好的活下去。」

蜥蜴

台灣草蜥

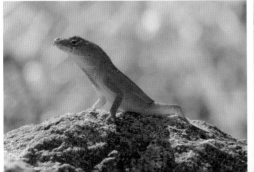

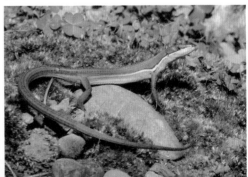

春花媽：「好好的活下去啊！」

蜥蜴：「太陽讓我好活，太陽也會讓你好活的。」

台灣代表動物 —— 台灣草蜥

春花媽：「曬多久才會變暖暖的啊？」

台灣草蜥：「看太陽多大啊！」

春花媽：「大大的曬短一點，小小的就曬久一點是嗎？」

台灣草蜥：「對啊，剛好就好，多了也沒用啊！不會改變什麼，也不會更舒服。」

春花媽：「剛剛好就好啊～」

單元冥想

　　找個晴天，讓自己好好曬曬太陽。從腳開始，將身體一塊塊的慢慢曬熱，然後你會發現，一旦開始啟動溫暖，你的全身都會舒服的延展開來。「順著自己的樣子好好生長開來」，這就是太陽想帶給你的。

　　請享受陽光，享受自己。

春花媽小語

太陽是無法直視的，但是陽光之下，你我都有實踐自己的機會。回望初心，你能堅持自己的夢想嗎？

願你在成就自己的旅程中，隨時感受到太陽的溫暖。

關鍵字

拓展 # 清楚 # 表現

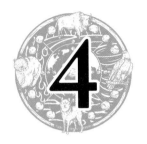

月亮祖母

元素：水

美洲代表動物：**潛鳥** ｜ 台灣代表動物：**太平洋潛鳥**

　　看見月亮時，總會忍不住多看幾眼。對於那些會在黑暗中發光的東西，總有種超越當下的力量，是吧？

　　月亮是繞行地球速度最快的星體，也是相對於太陽的存在，但在日光下，月亮未曾消失，一如我們內在的黑暗面。隱匿在黑暗之中的自己，也是我的一部分，它未必是壞的，但，它是更加專屬於我們的部份。它可能是極度私密的直覺，與我們的細緻感受全然相連，所以我們將它留給自己，放在心中最幽微祕密的空間。

　　在這方私密的空間中，可能存放著我們恐懼的回憶，也可能是我們殘破的過去，也或許是你一些羞愧的瑣碎記憶。無論它是什麼讓你感覺緊迫的片段，不論你記得幾分，它都是我們人生中的一部分。這些跌倒而感受疼痛的記憶，讓我們更為體貼、更為謹慎，讓我們在面對自己脆弱的時刻，有機會練習更溫柔地陪伴自己，進而了解自己強韌的部分。一如月亮不會因為日光太強就忘了自己的光，她依舊循著自己的軌道前

進，忠於自己的步伐，不論陰晴圓缺，月亮始終是完整的自己，一個完整的圓。

月亮是黑夜之中的導師。在黑夜中，我們很難看見世界的樣貌，或許連看見自己都難。這時候，「聲音」是一種超越的存在，並且是我們可以感知的。所以發出聲音、吟唱歌曲，都可以讓我們意識到自己的存在，也讓對方感受得到自己。換句話說，不論你現在沉淪得多深、多黑暗、多無助，只要你願意成為呼喊自己的人；或者說，你其實可以理解，願意跳下懸崖的你，其實早就準備好要面對這一切的過程。因為當你身在高處時，早已看清低窪的樣貌，你是主動選擇改變高度的人，因為你是完整的自己。對你來說，真正考驗你的，是你對自己的信任，而非環境而已。當你能經歷大地母親的坦然、太陽父親的力量，環境不過是驗證你如何對待自己的容器，而非主導你的空間。勇敢為自己踏出的每一步，即使再暗，都會在月光的注視下，溫柔前行。

月亮也是夢的陪伴者，在我們內心超越意識的直覺空間中，月光是引導並且一直照亮這方空間的守護者。當我們願意放下一切，歸心到自己的深層內在之中，就能清楚看見所有隱藏的訊息，用一種規律而有節

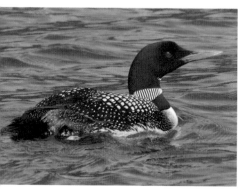

潛鳥

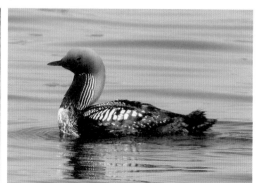

太平洋潛鳥

奏的方式，讓我們清楚回憶起自己的使命，更加清楚理解自己生命的全貌。

　　月亮祖母的存在，是提醒我們要「信任自己能力、包容自己的一切，如同接受月亮所有的美」。

美洲代表動物 —— 潛鳥

春花媽：「潛到這麼深的海水裡是什麼感覺啊？」

潛鳥：「緊緊的，但是很舒服。」

春花媽：「哪裡會舒服？」

潛鳥：「可以跟自己相處，又可以挑戰自己。」

春花媽：「你也喜歡挑戰自己？」

潛鳥：「要活著就要被挑戰。」

台灣代表動物 —— 太平洋潛鳥

春花媽：「你如何選擇停留的地方啊？」

太平洋潛鳥：「我沒有停留。」

春花媽：「你都不用休息？」

太平洋潛鳥：「我邊飛也邊休息啊。」

春花媽：「那怎麼做？」

太平洋潛鳥：「不要跟自己過不去，飛慢一點就好了啊！」

單元冥想

在月光清明的夜晚裡，將自己沐浴在月光之中，維持一個舒服的姿勢，慢慢地調整呼吸。在冥想之中，讓月光從你的背後不斷放射出更多溫柔的光芒，讓在那之中的黑暗被月光包圍成一個球。在這個絕對安全的空間之中，你發現月光會帶著你去探索你背後的訊息。請享受這個私密對話的過程。

春花媽小語

月亮跟太陽一樣都是完整的球體，但因為我們觀看角度不同的關係，才會產生不同的形狀。這是我們習慣的視角，不是事物本來的面貌，一如你對於自己的習慣。你並不是不了解自己，只是缺乏跟自己對談的習慣。月光下與自己的獨酌，一點都不寂寞的。

關鍵字

陰影 # 恐懼 # 完整

地

族

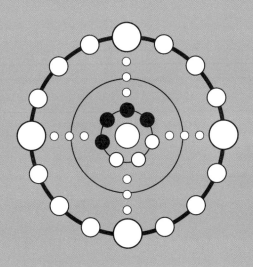

海龜家族・青蛙家族・雷鳥家族・蝴蝶家族

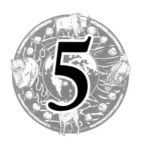

海龜家族

元素：土

美洲代表動物：**革龜** ｜ 台灣代表動物：**欖蠵龜、玳瑁**

海龜的故事，是這樣開展的……

在世界尚屬渾沌的時候，世界上最大的聲響是「雨聲」。聽說那是女神的眼淚，是女神孤獨的哭聲。

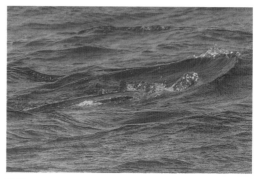

革龜

因為這世界只有一位神，神無其他存有的陪伴，於是孤獨到落淚。眼淚落入海中，讓海越來越苦、越苦、越苦……

海裡的生物想要稀釋這樣的苦楚，於是每一個生物在翻出水面的時候，都大聲地問：「誰在哭啊？誰在苦啊？是誰啊？」於是魚的鰭變得越來越長，變成了飛魚，大聲地問：「誰在哭啊？誰在苦啊？是誰啊？」

鯨魚奮力翻身濺起大大的水花，也在問著：「誰在哭啊？誰在苦啊？是誰啊？」

海龜在尋找苦水的源頭，在大海中不斷地飄浮來回。

大家都在盡力找尋那個孤獨聲音的源頭。

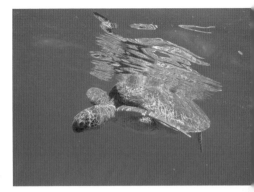

欖蠵龜

終於，這樣的問句穿越層層迷霧，聲音穿越雲層，傳遞到了天上。女神聽到了有聲音在問祂：「誰在哭啊？誰在苦啊？是誰啊？」

祂邊哭邊撥開雲層，隨著雲層逐漸被撥開，聲音越來越大，聲音連著聲音。祂感覺到，有其他存有回應自己的孤獨，女神將頭向下探，說：「是我！是我在哭，是我在苦！」然後，

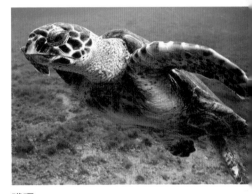

玳瑁

苦苦的淚水滴滴點點不停地往下落，讓海越來越苦。

魚問：「你哭什麼啊？」

鯨魚邊噴氣邊問：「苦什麼啊？」

海龜看著女神的哭泣的臉，淚水一點一滴打在他的殼上。

魚說：「不要哭，好嗎？」

鯨魚翻著水花想讓女神開心，一邊說著：「不苦不苦啊！」

海龜問：「我可以做點什麼，讓您不哭嗎？」

女神突然哽咽了一下，說：「你們不想要我哭嗎？」

海龜說：「您好難過，哭到海水都苦了，大家都變得跟您一樣苦了，這樣對大家不好啊。」

女神聽到海龜這樣說，再度想到自己孤獨很久，孤獨的聲音大到都忘了這世界還有其他的存在。祂再度陷入悲傷裡哭泣，眼淚大顆大顆的落入海裡……

魚苦到張著嘴呼吸，嘴巴變得越來越大。

鯨魚想要把水攪和得更均勻，所以鰭變得越來越大。

海龜比較耐得住苦，但也流淚了。女神注意到他的眼淚，問他：「你也覺得很孤獨嗎？」

海龜：「我知道您孤獨，我知道您孤獨到苦，所以我想解決您的苦。」

女神：「但……但，你是海龜，無法來我這邊陪伴我啊……」說完又開始哭了起來。

海龜奮力游近女神，問道：「那該如何，我才可以陪伴您？讓您不用一直哭呢？大海因為您已經不像大海，而是眼淚的淤積地啊！這一切苦楚讓我們都感受到您的痛苦了啊。」

女神哭著說：「我只是想要有陪伴，但是大海裡沒有我可以站立的地方，我沒辦法活在海裡，我只能孤獨的在天上啊！」說完，女神又嚎哭了起來。

海龜再度奮力的游過去，對著大哭的女神說：「請您站在我身上，站在我身上吧！在您穩穩地站好之前，我都不會動的！大家都會看得到您，大家都會跟您說話、陪您遊戲的，我們都不會讓您孤單的，請站上來吧！我願意一生一世都為您服務，讓您不再孤單，不需要再散播苦。我們都存在著，我們都能陪伴彼此的啊！親愛的女神，我們可以的。」

女神望向海龜，不敢置信的對他說：「你願意一生一世都站在我腳下，

只為了讓我安穩的站著，好讓萬物都陪伴我？」

海龜溫柔堅定的說：「是的，親愛的女神，我願意。這是我對您的承諾，而這份諾言，可以讓您跟這個世界的存有，還有我的族群都一起離苦啊。」

女神深深注視著海龜，眼中不再濕潤。祂緩緩地說：「親愛的海龜，你願意接受我的腳站在你的背甲上，是嗎？」

海龜：「是的，親愛的女神，請您上來吧。我絕對不會動，可以讓您安穩地享受大家的陪伴。」

女神的嘴角微微地上揚，看了看海龜，又看了看海洋，笑嘻嘻的伸出祂的腳，輕輕踏上海龜的背。海龜一如承諾，穩定的漂浮著，並未被海浪影響。魚兒們開心的在女神身旁跳躍，鯨魚輪流拖著海龜以減輕他的負擔，女神快樂到笑了出來。那一陣陣笑聲，讓渾沌的世界都光亮了起來。

快樂的女神對海龜說：「你是最忠誠的夥伴，為了我、為了大家，你願意付出你的一生。我要讓你變成這世界上最美好的存在，是大家都能意識到、也需要的存在。『我要讓你變成土』，所有的生物都可以因為你的存在而繁盛，你就是這樣一個豐盛的祝福，謝謝你對我的付出。」

於是海龜開始變得越來越巨大，直到變成一塊大陸，變成世界上最堅實的存在 —— 讓更多生物可以生存的土地。

海龜是地族的起始點，也是溝通天地兩界最重要的家族。

海龜家族是地群的開始，是因為他連接了海，化身成為陸地。

土具有穩定稠密的品質，是形塑基礎最好的本質，這也是海龜人的

基本信念。因為「穩定」是他們高貴的特質，他們也認同自己的忠誠絕對會帶來回饋；同時他們也相信 —— 不斷積累的付出，可以讓自己跟群體更為堅強，因為時間無法消滅他們歷久彌新的存在。海龜樂見文明誕生於日日付出的汗水之中。

因此，經得起考驗的，才是他們所相信的真實，而短視近利的投機，不過就是狡猾。彈性是偷懶高級的辯解，不願意付出的人不應該得到回饋。受過苦難的人，如果有幸獲得幫助，要學會反饋群體。如果不感恩合群，就容易被海龜人拋棄。

因為你我都活在土地之上，我們都與土地有著密不可分的關係，絕對不能理所當然地認為靠自己就可以活著。因為世界是相連相依到整體。

海龜家族是所有古老知識起源最堅實的守護者。

他們守護各方的需求，然後讓眾人的需求變成具體的行動，再回饋到土地上。

這是人類文明興起到信仰旺盛的過程，從「我」變成「我們」的集結。

在古老的生活之中，有著太多的不可預測，因此需要真心相信天地會善待付出的人。去做超出自己能力的付出，去相信無形、去認同天地，而善意終將會回饋給願意付出的族群。海龜就是這樣被大靈召喚而獲得疼愛的族群。也因為如此，他們所相信的事情，就會變成海龜的「真理」。真理是無法撼動的，因此可能更銳化區別了彼此。對海龜來說，不能理解他的價值，就不是他需要守護的他者，也不是他所需要的存在，所以「海龜人是慈悲與冷酷同體的存在」。

海龜的一生之中，多數都是在「一個龜」的情況下生活。

海龜除了交配跟出生的時候，多數的時間中，他們選擇自己一個龜

飄著、游著。但海龜小時候是靠沙灘的熱而逐漸孵化的，他們的性別也取決的沙的熱度，所以土地之於海龜的存在是至關重要的。他們每一個龜，都深深記得自己出生的那片沙灘。

那是他們心中永遠的中心，當他們游著的時候，都知道他們離家多遠，所以他們對於土地的依賴、對於土地給予他的安穩感，海龜家族的人是非常要求地。

這讓他們在無邊無際、無所標的的海洋中漂泊時，都還在努力找機會交配，因為他們降生於世上的喜悅，那無可取代的生之慾，是要是傳承下去的，好讓族群壯大在廣袤的世界，繼續成為海洋與陸地的連接。

海龜家族內包含三種月亮的人，以下先簡單說明：

維持秩序、重視傳統關係，都是讓群體可以壯大的具體方式，這對於「大地復原」的海龜來說尤甚。對於完整的理解與支持族群，海龜家族有著過分認真的信念，因為這樣可以具體表現出對自己與族群的忠誠，突顯自己合群的價值。

「蛙回歸」海龜人的穩固性特質，會針對外在行為或是硬體設施來發揮，以完美、壯碩自己的安全範圍。一如當初孵化自己的沙灘，可以穩定散發超過一個月的熱度一樣。對於蛙回歸人來說，建構自己的舒適圈，就算要花上很長的時間，都是為了自己跟自己的族群繁盛而努力，再怎麼勞累都值得。

「收穫」的海龜人是富裕的，但是只有他自己知道；或者說，只有他自己明白透過善待自己來裨益族群，是能一邊享受生活，一邊累積幸

福能量並且傳遞給他人的代表。但我們必須是他身旁的族群，才比較容易一起快樂。

海龜家族通常擁有豐厚的物質資源，所以對於付出並不吝嗇；但他也是付出分明的個體，因為他們對於忠誠有相當嚴格的標準。因為他們是透過一步一腳印累積出來的經驗，所以沒有被重覆檢視過的體驗，是不具深刻意義的。如果沒有累積足以存在於具體社會結構之中的經驗值，那就並非值得投資的對象。對海龜來說：「付出如果沒有回饋，就是浪費。」

所以耽溺在情緒中折磨自己，陪伴自己空虛的情緒流動，不如透過強壯自己的體魄，去相信自己是深刻有力的存在，因為強壯才能使你繼續好好地活在這世界上。這個務實的想法，深刻植入海龜的腦袋，於是他對自己與他人都有點固執。但海龜還是願意付出的老好人，有時他們的善意會帶來惡意，不過那不是他們所能理解的，因為他的世界充滿美善。善有善報，惡自然消。

親愛的海龜夥伴：

當你只專注於鍛鍊強壯的肌肉，是否忽略了身體有些地方是脆弱的呢？如果麻木的是你的心，你真的無感而覺得舒坦嗎？

當你對於你所相信的無所懷疑時，其他人到底是對抗你的存在，還是僅僅只是一個「與你不同、但是同樣存在於世的個體」呢？你當初不是為了讓這世界的所有存有同時繁盛，而選擇犧牲自己嗎？那為什麼後來你只想選擇你相信的？是否當初你其實是有所畏懼？

是否，你常常逼自己成為更好的自己，但是對未來其實是缺乏想像的呢？

如果給你選擇的機會，你會相信自己有所選擇嗎？

當你手中握有機會的時候，你知道你是真的有機會選擇，而不是理所當然的變成自己會成為的那種你，那種到世界末日都一樣的自己？

如果此刻當下的你，與未來的你並無二致，那樣很安全，但也很無趣。你只願意躲在暗處取悅自己嗎？

你不願意相信你的快樂，這個世界也願意負責嗎？

你是連接月亮祖母而來的使者，沒有海龜、沒有陸地、沒有你超越自己的恐懼，土地就無法存在。你是建構土地的基礎，你會覺得「你的只是你的，不會是我們所嚮往的」，怎麼會呢？你的黑暗，為什麼不能同你的光明跟我一起分享呢？

親愛的海龜夥伴，願你能享受平穩的付出，也能收穫公平的回饋。

美洲代表動物 ── 革龜

春花媽：「你知道自己很大嗎？」

革龜：「知道啊，我身上的魚很多，他們總是這樣黏著我，在我身上嘻笑著。」

春花媽：「那你喜歡這樣被依賴著嗎？」

革龜：「我知道我到哪裡都會被依賴著，這是我擁有穩定身體的最佳證明。」

台灣代表動物 ── 欖蠵龜

欖蠵龜：「為什麼要一直問問題啊？」

春花媽：「因為真的不懂啊。」

欖蠵龜：「嗯，知道自己不懂比假裝懂好。」

春花媽：「你會有需要假裝的時候嗎？」

欖蠵龜：「有時候游到太淺的地方卡住，要假裝沒事，等冷靜回來，等穩定回來，才可以繼續活下去。」

台灣代表動物 —— 玳瑁

春花媽：「聽說你有毒？」

玳瑁：「毒是不可以吃的東西嗎？」

春花媽：「對啊，吃了會死。」

玳瑁：「如果我沒死，不就證明我很強壯，而你太脆弱嗎？你會被毒死就是太脆弱了！」

春花媽小語
能在你心裡生存是祝福，能跟你一起生活是幸福。

關鍵字
穩定 # 基礎 # 冷酷

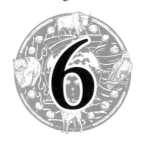

青蛙家族

元素：水

美洲代表動物：**青蛙** ｜ 台灣代表動物：**豎琴蛙**

青蛙的故事是這樣子的……

大靈把青蛙放在祂珍愛的森林裡。

森林裡有一處充滿蛙鳴的池塘，小小的水塘，每天都被太陽溫暖地照拂。大風吹過的時候，密集的樹林抵擋住凍極了的寒意，過大的雨滴會被樹葉分散重力。這裡並不需要牛頓的重大發現，只有安逸的幸福，蔓延在每一個青蛙的身體裡。大家都過得簡單而知足，每天都用堅定有力的蛙鳴，讚頌大靈的恩典與自身族群的幸福。

青蛙

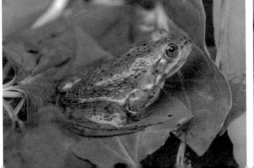

台灣豎琴蛙

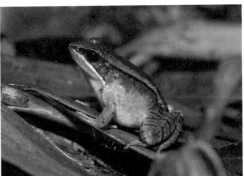

直到……直到……有一天，有陣窸窸窣窣的聲音傳來，滑過逐漸腐敗的葉子、軟軟的泥土，也壓裂了一些殘枝。青蛙們紛紛抬頭，好奇聽著聲音的接近。這陣沙沙的聲響，還伴隨著奇怪的嘶嘶聲……突然！

一顆頭出現，是一個充滿鱗片的長條狀生物。他的舌頭不斷地吞吐著，並且發出嘶嘶的聲響。他的鱗片在陽光下閃閃發亮，跟眼睛深層的紅色不成對比，他就這樣出現在青蛙們的眼前。他們都沒見過彼此，對對方都相當地好奇。

青蛙們好奇睜大眼睛的看著他，長條狀的生物一邊擺動著身體，一邊觀察著青蛙。青蛙們覺得他好像嚇到了，便開始唱歌給長條狀的生物聽。這是大靈最愛的讚頌之歌，很快樂的歌，聽了會想跟著搖擺身體。長條狀生物輕輕搖了起來並自我介紹，說自己叫做「蛇」，然後跟青蛙們聊了起來。

蛇問道：「你們在唱什麼歌啊？你們看起來很快樂的樣子。」

青蛙笑著說：「我們在唱讚頌大靈之歌，謝謝大靈賜給我們這塊土地，讓我們可以幸福快樂地生活。我們在這裡好快樂啊～」

蛇的頭往後退了一些，環顧了池塘：「這裡好小。」

青蛙笑著說：「這裡什麼都有唷，我們很快樂啊！」

蛇笑了：「在這種小地方你們就快樂，你們沒見過外面的世界吧？你們真可笑，這樣小小的幸福就幸福了，也太笨了吧？」

蛇說完便轉身鑽入樹叢底下，發出同樣的窸窣聲。大家還沒問到蛇的快樂是什麼，蛇就消失了。

這個對青蛙們來說沒有完結的對話，像是一顆石頭，從外面，投入這方小小的池塘，掀起了一陣陣的漣漪。

一位青蛙說：「我們很快樂啊，他為什麼不懂呢？」

另一位青蛙說：「他不快樂，所以他不懂吧？」

還有一位青蛙說：「他說外面有快樂，可能是很大的快樂！可能比幸福還快樂。」

一直聽著大家講話的青蛙說：「他說外面的快樂比較大，他是從外面來的，他說的一定是真的，因為他也很大。」

小青蛙說：「他的快樂很大。」

這樣的對話逐漸在青蛙的族群中擴散。有些青蛙覺得蛇在亂講，因為他沒在這邊住過，根本不懂這裡有多快樂。有部分的青蛙認為，他是從外面來的，一定知道得比較多，外面一定也比較好。有些沉默的青蛙想著，為什麼小地方就沒有大快樂，「快樂比較大」是什麼意思呢？

有一些青蛙開始想著，是不是要去外面才可以大大的快樂呢？

很多青蛙開始想著蛇，青蛙的心裡開始住著蛇。

太陽一樣溫暖，風也是舒舒服服的。現在即將步入炎熱的夏天，大家開始要輪流泡水，這樣水溫才不會升得太快。但總是有一、兩個小頑皮想要賴插隊，因此總是被大家驅趕到外面，要他們耐心等待。因為一直以來都是如此，因為池塘一直都是這麼大而已。

於是有一個小頑皮忍不住說：「是不是？是不是在『外面』就不用等啊？」

另一個小頑皮說：「外面一定有很大、很大的池塘吧！蛇說有的啊，可以把我們全都一起放進去的池塘。我要去跟酋長說！我要出去！我要

去找大池塘！」

　　說完他就頭也不回地跳走了，背後跟著的是他的小跟班們，一樣頭也不回地前進。

　　小頑皮說：「酋長，我要出去，蛇說外面很大，一定可以有更多水！」

　　酋長說：「下雨就會有水了，你看雲已經在變厚了，等一下就有大大的水會來了啊！」

　　小跟班說：「對啊，我都覺得身體濕濕的，沒這麼熱了。」

　　小頑皮說：「但現在還是熱的啊！我不想等了！我就是喜歡整天都濕濕的！」

　　酋長慈祥的說：「但是太濕，你的皮膚會癢癢的，所以我們才需要上岸。」

　　小跟班邊微笑邊點頭。

　　小頑皮說：「但是我每次都等到身體變得太乾，乾到皮膚都癢死了啊！我不喜歡這樣，這樣我也不快樂，也不想生小孩！我要出去！我要出去！我要出去！」說完便叫得更大聲了。

　　「我要出去！我要出去！我要出去！」當他越喊越大聲，部落裡開始有一些迴響：「我要出去！我要出去！我要出去！」後來變成：「我們要出去！」

　　這樣的想法，從幾個青蛙的囈語，變成幾位青蛙對話的內容，然後變成一群青蛙的吶喊。

　　青蛙酋長看著眼前的分裂，長得一樣的孩子卻說著不一樣的話。

　　青蛙酋長說：「孩子們啊，這裡是大靈賞賜給我們的土地，這裡真的是最快樂、最適合青蛙生存的地方啊！」

　　想出去的青蛙們大聲喊著：「騙青蛙！騙青蛙！騙青蛙啦！」

　　「只有酋長看過大靈，我們都沒看過，但是蛇我們都看到了。他就

說外面更好啊，蛇說這裡很小，他這麼大，他一定活在比我們更大的世界裡！」

青蛙酋長說：「親愛的孩子，你看過蛇說的那個世界嗎？沒有啊，但是我們現在在這邊生活得幸福又快樂，是當下真的一直在發生的啊！」

「我不幸福！我不快樂了！當我知道外面比較好，我就不快樂了！酋長你沒有說實話，你看過外面嗎？」

青蛙酋長說：「呃～我也沒有……」

「那大靈有說，不可以出去嗎？」

青蛙酋長說：「呃……呃……大靈說這裡是屬於我們的，外面並不是啊，孩子啊～」

「那我要當自己的孩子，不要當大靈的孩子，我要出去！你不要出去！我們就自己出去！」

青蛙酋長說：「呃……呃……但大靈不是這樣說的！大靈的話，我們要遵守啊！」

「那你叫祂出來跟我說，為什麼我們只能在這裡快樂，不能去外面快樂？」

青蛙酋長說：「孩子啊，外面充滿危險啊，這裡才是安全的，我們在這裡才會快樂啊！」

「蛇看起很快樂啊，而且他還快樂得閃閃發光！」想出去的青蛙越說越激動。

「對啊！蛇在外面看起來超快樂的啊！」

「我要出去！」

「我要出去！我們要出去！」

「我們要出去！我們要出去！我們要出去！」

想要出去的聲音越來越大，大靈也沒有出現，青蛙酋長禁不住大家的抱怨，只好說：「我身為酋長，不能讓你們獨自冒險，哎……讓我帶

著想出去的青蛙出去，但是不能分散。出去看到外面，我們就回來，一路上我們都要小心地前進。答應我，好嗎？」

想出去的青蛙發出高聲的讚嘆，不想出去的青蛙則發出了低沉的哀鳴。

池塘還是一樣的大小，聲音卻已不再和諧。

酋長在心裡跟大靈報告這個前所未有的決定，他深深地感覺到大靈是不允許的，但是想出去的青蛙們，已經將他推到樹叢的邊緣，熟悉的池塘水氣變得稀薄，皮膚開始乾癢起來。

酋長強烈感受到大靈的警告，他轉頭對大家說：「孩子們，大靈真的不想我們這樣！」

「那你叫大靈出來，叫我們回家啊！」

青蛙酋長說：「孩子們啊，我們要尊重給予我們幸福的存在，而不是理所當然地要求大靈啊～」

「走啦！走啦！不要廢話這麼多啦！你只要退後一步就是前進，我們就可以看到外面了！」

酋長被向外推著，他的身體被拉長，並且清楚地聽到大靈說「停下來」。

青蛙酋長激動地大喊：「孩子們，孩子們，聽到了嗎？聽到了嗎？大靈說『停下來』！」

「我要出去！」

「停下來！」

「我要出去！」

「停下來！」

「我要出去！」

「停下來！」

兩種聲音開始對抗。

酋長再度被往外推，踉蹌了幾步。他已經到了外面的空地，一樣是長得很熟悉的樹，只是變得更大，水氣一樣很薄、很薄，沒有熟悉的味道……

大家開始奮力地往前跳，一個、兩個，很多、很多個的往前跳……

酋長的眼前多了很多往外跑的青蛙。

他嘆了很大一口氣：「敬愛的大靈，請原諒我的無能！」

就在這句話說完的同時，天空開始降下一點一點的火，一點、一點，連成一線，然後成為一片，在外面的青蛙被火包圍。

大靈說：「你們不應該離開屬於你們的地方！你們太貪婪！」

青蛙們從未歷經過這樣的溫度！

青蛙酋長趴在地上向大靈懺悔，邊哭邊說道：「敬愛的大靈！偉大的大靈！是我，是我，是我的錯！千錯萬錯都是我的錯！是我！是我沒有好好教導我的子民，讓他們了解我們所擁有的幸福，我們真的是倍受寵愛的孩子，是我的錯！是我沒教好他們，請您原諒他們，請您降罪於我就好！不要懲罰他們，都是我的錯，都是我這一個青蛙的錯啊！是我的錯啊！敬愛的大靈，請您原諒大家啊～」

青蛙酋長大聲的吶喊，無法掩蓋住火焰燒灼青蛙皮膚的慘叫聲。

沒有祥和的蛙鳴，只有一聲又一聲的慘叫，此起彼落地襯著熱度不斷地燃燒。青蛙酋長不斷反覆對天吶喊，請求大靈只責罰自己就好，這一切都是他的錯！終於……大靈回應了。

大靈：「你們不該認為自己是不幸的，你們不應該受到保護還貪婪。因為你們的不知足，我將分裂你們的族群。一群是不可離水的河蛙，一群則變成生活在樹上的樹蛙，讓乾涸成為你們的教訓！得福卻恃寵而驕、傲慢無比，這個處罰要讓你們永遠意識到自己的貪心！夢想自己所不需要的，貪婪而浪費，你們這些樹蛙，終其一生都會感到壓迫，必須為了找水才能延續生命。這樣你們才會記住，『找到生命真實所需的幸福，而不是去追求不需要的快樂！』說完，那些燒焦的青蛙都被丟到樹葉上，慢慢地活了過來，變成了樹蛙。

大家還搞不懂發生什麼事的時候，酋長自己一個蛙，回到了池塘。

而那些樹蛙則開始在外面生活，為了尋找水源和延續後代而忙碌一生，再也無法輕易地感到快樂。

青蛙是地群中第一個落地族群，緊接在海龜家族之後。

青蛙本來是最受寵愛的孩子，卻在幸福之中忘卻了快樂的品質，這也成為青蛙族群的特色。因為生於水、活於陸，穿梭流暢機敏的個性容易接受各種訊息，輕易地穿梭於有形與無形之間。由於對各界都有所了解，變成善於感受多元的情緒，是一個見過底線黑暗、也看過陽光炎熱的群體，所以總會希望自己可以有效穿越侷限，卻反而因為急躁而容易形成壓抑的情緒，使得不足的感受反覆包圍自己，而對自己造成很多的否定。

青蛙的一生，從卵泡、蝌蚪到青蛙，是「完全變態」的過程。
其中卵泡到蝌蚪的發展過程中，身體的變化是向外生長、向外探索，

所以這個時期的青蛙人會顯得比較大方，或者說比較願意嘗試；相對而言不會排斥身體上的接觸，但會習慣維持一定的距離，以便在面對危險的時候，大尾巴可以幫助自己輕易地抽身。

青蛙人對於危險的感知，其實有點太敏感。因為他們相信自己的宿命是不值得被愛，他們很容易覺得自己不值得擁有好的對待，幸運只不過是一個曾經出現在《辭海》裡的詞彙。所以一有危險就想逃回自己的卵泡裡，即便那裡早已住不下，所以便把自己拗成自以為舒適的形狀，這就是青蛙人練就諸事可委屈的專長。

接下來，是青蛙人至關重要的「轉變期」，也就是開始長出手腳，然後身體開始變形，最終皮膚開始質變。這時的青蛙人進入了更敏感的知覺期：內外的衝突將會變大。

一方面是身體的變形，帶來更多不確定的體驗。另一方面是因為還無法善用新的身體來面對自己的變化，如果發生在青少年時期，容易變得更壓抑、更不習慣自己身體上的變化，嚴重會話會上升到自我的背叛感，容易發生自我否認或是自殘的傾向。如果發生在更晚的時期，表示青蛙人的環境適應問題也很大，面對由外而內的連續變化，青蛙人容易變成封閉自我而不願意溝通的人，因為他的善感無法幫助他自己度過生活的種種。他會覺得自己奇怪又畸形，過往的經驗也無法幫助現在的他，因此會更覺得自己本來就是不值得被愛的，而誤以為身為一個青蛙人，天生就是一種錯誤。

青蛙們多是多情溫柔的陪伴者：因為他們從小就善於體驗各種心情的生成，然後將自己放在情緒之中感受自己的起伏，所以他們多數對於別人的情緒都有敏感的覺知。因為青蛙是用全身的皮膚來感受世界的，但也因為花太多時間在感受外界，卻缺乏時間檢視自己的感受，雖然適

合陪伴情緒低潮的人，但是卻無法有力地提供前進的方法。因為他們擔心自己的意見反而會更糟，跟幸福比起來，不幸才是他們存在的底色。

青蛙家族內包含三種月亮的人，以下先簡單說明：

蛙不分樹蛙還是河蛙，小時候必須在有水的地方生活，否則卵泡無法生長成蝌蚪而後變成青蛙。所以青蛙人小時候的經驗，會深刻地影響到他們的未來。因為水，同時也是安全感、豐盛感，乃至彈性建立的代表。小時候如果有足夠的安全感，讓他們相信自己是可以嘗試的，這樣的青蛙小孩會比較願意在情緒受挫的時候，嘗試努力面對問題。其中以「烈日」人個性的顯化較為明顯，所以烈日會喜歡掌控流程來控制問題，順利的話會成為很好的療癒者；反之就會變成大家口中過度關心他人的碎念媽媽，會讓他人感覺你愛的不是我，是你濃烈的不安全感。

青蛙家族中「結凍」月的小孩，多數都是聰明且領悟力好的人，所以他們更能有效的知覺到「陷入他人情緒的壓迫旋轉，不如寧可沉默地被誤解」。因為沒有人可以深切的了解到，其實他們已經看清楚一切的問題。

而「強風」的孩子，則是因為善於接受各種訊息，常常在可感與不可理解中來回的認識自己。雖然不會天天不快樂，但是對於自己所擁有的事物，也容易充滿不確定感。即便身在幸福之中，還是祈禱著下一段應該會發生些難以理解的未知，因此他們很期待未來快點到來，其實並不活在當下。

親愛的青蛙夥伴：

身為一個青蛙人啊，我們需要學會排毒，並與自己的感性相處。

處在形體變化大的時候，我們的細胞一定會變形。變形是一種強壯的表現，而不是自我碎裂的代表。我們懂你們的變形具備更多的考驗，你們也懂變化是需要更多的準備才能實踐的，但那都不是在否定你自己本來的樣貌，也不是要證明你們是破碎的存在。青蛙一定需要水，但如果生活在不好的水中而造成體質孱弱或長期過敏，並不是你的錯啊！

親愛的青蛙小孩，你只是打開人生旅程的方式繞了一個彎，但你還是活下來了，這不就證明了你存在的意義，而且還是堅韌得很有意義嗎？請～好好地與自己相處，學會清楚的表達自己，不要被情緒綁架，也不要用情緒勒索環境。情緒不是用來區別你我，而是你能夠穿越他人的捷徑。

當你不舒服的時候，可以回到自己的泡泡中，但不要讓透明的薄膜封住你的存在。再小的你，都是太陽之下、大地之上獨一無二重要的存在。因為你所品嘗過的水，無論何時，透過你都會為這世界帶來豐盛。

美洲代表動物──青蛙

春花媽：「如果沒有水，那怎麼辦？」

青蛙：「就是找到水啊！其實我們一定會找到水，找到自己可以繼續生活的地方。我們不會在沒水的地方假裝自己活得下去啦！」

春花媽：「所以你們想活啊？」

青蛙：「想活啊～而且是很大的想活。我們青蛙其實好喜歡住在一起，很多的青蛙是最好的陪伴啊。」

台灣代表動物──豎琴蛙

春花媽：「一直挖洞會不會很累？」

豎琴蛙：「不累啊，這樣小孩才可以很安全的生出來啊！」

春花媽：「可是他們生出來，不一定認得你啊。」

豎琴蛙：「他們忘了我，也是我的孩子、大地的孩子，他們也會延續我的作法，一樣的挖洞生小孩。我們還是一樣的青蛙啊！」

春花媽小語
情緒是我們意識到我對自己的品質還有追求，而陪伴自己是我甜蜜的奮鬥。

關鍵字
變形 # 移情 # 壓抑

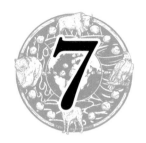

Thunderbird Clan

雷鳥家族

元素：火

美洲代表動物：雷鳥 ｜ 台灣代表動物：黑嘴端鳳頭燕鷗

雷鳥的故事是這樣的……

　　火鳥是深深被祝福的動物，因為大靈賜予他光與熱的能量，同時也授命他要將這份祝福傳遞到大地之上，將光與熱分享給所有的生靈，同享大靈的滋養。

　　火鳥每天都在自己的洞穴內，將自己的羽毛一一歸位，每一根羽毛都具有同等的力量。他總是仔細均勻的梳理，讓自己在傳遞光熱的過程都是穩定而均勻的，輕輕一搨都是等量的溫度與光明；而且在這個過程中，火鳥深深感受到自己是被榮耀所包圍的執行者，他知道自己所分享的，也是大靈的信任與愛，對於大靈所交託的任務，慎重以待，珍惜自己可以日日付出的機會。

　　他每天都在黑夜中出發，在蝙蝠用翅膀將自己包裹好入睡的時刻，

火鳥展開羽翼往外飛。一開始是慢慢地滑翔，那時候天空的光看起來有點紅紅的。慢慢地，他會將黃光往外推，藍天就會被召喚出來。此刻的火鳥便奮力地展開雙翅，讓每一寸羽毛的光都猖狂地向外四射，陽光充滿大地，處處顯生機。

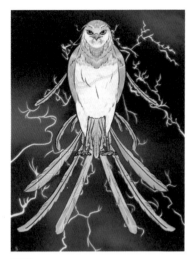

雷鳥

森林裡面的蟲鳴一陣陣的響起，火鳥在心底點名，一邊溫柔小聲的提醒還在卵裡的孩子，要有耐心等待下一次的光來照撫他們，讓他們在更為成熟的時候再出生，會更健康。

風會協助火鳥飛行，他的鳥同伴此刻也會在他的身邊飛翔，不過大家不會靠得太近，因為火鳥很熱。但是大家喜歡陪火鳥一起飛，問他今天會在外面飛多久；如果下雨了，要一起躲在哪裡才好？大家總是一起追著水、躲著雨，好不快樂地笑鬧著。

經過岩石區的時候，光讓一切更為清晰，動物們更容易進食，安穩的咬著嫩葉或是躲在樹叢裡，肉食性動物則準備狙擊太散漫的動物。火鳥每天都看著動物的流轉，他盡力將自己的光芒照耀四處，讓每一個動物都能看得更清楚，以守護自己的生命，為自己的生命負責。光明之下的呼吸，都連結著自己的生之意圖。所以大家都會向火鳥道謝，感謝他每天不辭辛勞的帶來光與熱，讓動物可以因為清晰的視野而少受點傷害、少點意外。

時間不斷地向前邁進，火鳥還是火鳥，動物的生命也不斷地殞落。火鳥身邊的鳥也換了好幾代，有些因為不耐熱，也好久沒繼續跟隨著火

鳥。大地也因為各種物種的生長，代謝的頻率也不同了 —— 有些蟲也開始習慣在黑夜出生，有些太飢餓的動物也在黑暗之中展開狙擊，蝙蝠依舊自顧自地睡覺，很多事情都發生了變化。火鳥聽到的聲音越來越少……大家也逐漸忘了，火鳥是帶來光與熱的代表，以為太陽的出現是每天都會發生的事情。

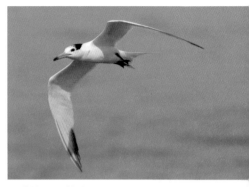
黑嘴端鳳頭燕鷗

火鳥依舊忠於自己的任務，忠於大靈賦予他的責任，每天梳理自己的羽毛，均勻地將光與熱帶給世界。他羽毛的光芒從未因時間而削減，他的嚴謹也未因為變化而蕭條，但環境不是。

今天也是火鳥展翅帶來光明的一天。今天一樣很沉默，昨天還有一位同伴隨行，即便他很遠的飛著，然後就轉向了。火鳥依舊聽到許多破殼的聲音，但……沒有動物傳來一聲「謝謝」。

光依舊照亮大地，熱讓萬物覺得滋潤，但是今天是很安靜的一天。火鳥飛過大地。

隔日，火鳥決定讓世界熱一點，看看動物們是否有回應。
結果動物們躲到山洞裡，昆蟲躲到樹葉背後，鳥兒小聲地發出不悅的聲音。
他問大家還好嗎？一如之前的沈默，並沒有任何聲音回應。

火鳥選擇讓世界變熱了一陣子，萬物則變得越來越沉默。在越來越乾的世界裡，火鳥要梳理羽毛的時間也變得更加漫長。在只有自己的洞穴裡，火鳥安靜到有點孤寂了。

他問大靈：「為什麼動物不再靠近我？不再覺得感謝了？」

大靈安靜地望著一直在梳理羽毛的火鳥。

火鳥持續問：「敬愛的大靈，我做錯了嗎？」

大靈跟萬物一樣的安靜的看著他。

火鳥彎下身問：「我恭敬地依照您的指示，根據您給我的能力，執行您交付的任務。」

大靈毫無回應。

火鳥把頭低得更低：「為什麼？我做著一樣的事情，但是大家都變了，我是一樣的！大靈，我是一樣的！您一直看顧著我們，您知道無論時間如何改變，我都是帶領您的光，召喚藍天的火鳥啊！」

火鳥邊說邊激動的在洞穴中展翅，火光充滿了洞穴，瞬間高溫的熱力讓石頭都裂開了，他的羽毛也折損了。洞穴太小，他的疑問太大，大靈也太沉默。

一陣質問後，火鳥累了，今天他來不及完美地整理好自己的羽毛，於是便沒有出去傳遞光與熱。大靈沒有回答他，他也不願意這樣迷惘的付出。

過了一天，他還是不想整理自己的羽毛，因為沒有動物需要他的光。

又過了一天，憤怒的熱度逐漸下降，連火鳥都開始覺得冷，但是他依舊不想整理自己的羽毛。因為沒有動物需要他的存在，連他自己都不需要。

黑暗變得更濃，蝙蝠冷到醒來。他對於黯沉的火鳥感到不可思議，於是睜大眼睛看著這個強壯的身軀，變得不像他原本的自己，但是他也沒對火鳥發出聲音。

黑暗變成世界的常態。

動物們在呼喊著火鳥，植物們也因為缺少陽光而一一倒下，石頭越來越冰，動物們為了相互取暖而越靠越近。他們朝著洞穴大喊，但是距離實在太遠，當聲音抵達的時候，言語已經消散。

黑暗持續得太久，久到世界遺忘了光，連火鳥自己也忘記了。
突然！大靈現身在洞穴裡，質問火鳥為何卸責。
火鳥連頭都沒抬的說：「這世界有誰需要我？」
大靈：「你有你該負的責任。」
火鳥：「我詢問過您，我日復一日地執行我的責任，但是環境跟您卻毫無回應。當我迷惘時，您也保持沉默，我如何能繼續執行？」
大靈：「你如果知道你自己是誰，你如果真實的相信自己的能力、相信自己的天賦，你所執行的就是你自己，無論何時都是在成就自己。你耽溺於環境的回應，迷路是你選擇的考驗，迷途在考驗之中，不就是因為你一開始就沒有堅守你的所能，才會擁有光也無法看見路嗎？」
火鳥喊著：「我只是需要你們也需要我！」
大靈：「如果你不是這世界所需要的，那你如何擁有這樣超凡的能力？」
火鳥哭著說：「他們不需要我！他們也不再召喚我！他們也不再感

恩您了！」

　　大靈：「外面現在的哭聲，不就是因為你忘了自己的責任而導致的痛苦嗎？痛苦的喊叫聲跟需要你的感謝聲，不是出自於同一張嘴嗎？你只想聽你想聽的，你終究會被沉默綁架！你梳理自己羽毛的時候，你有發出聲音嗎？你選擇相信的需要，不過是炫耀你的能力。你追求的是回饋，不會持續付出的人如何能獲得回饋？」

　　火鳥：「他們背叛了我對他們的期待！」

　　大靈：「你也背叛了我對你的期待！」

　　火鳥：「因為您不理我！」

　　大靈：「因為你忘了你自己是誰！也忘了自己應該擔負的責任！」

　　火鳥吶喊著：「我記得！我一直都堅持於付出，並帶來光與熱！」

　　大靈：「那現在的黑暗是誰造成的？」

　　火鳥低下了頭，他現在的顏色比黑色還陰暗，火光只在他愧疚的憤怒中沉默燃燒著。

　　大靈：「你希望自己是重要的、是充滿影響力的，但你有對自己的影響力負責嗎？不願意對自己的能力負責，你背叛了我對你的信任、背叛了你對世界的影響，你傲慢地依賴大家對你的信任，你才是真正背叛自己的存在。」

　　火鳥很小聲地說：「我無法面對被忽略的自己，我希望你們知道我還在，而我一直都在的。」火鳥恨恨地，但是很小聲的說。

　　大靈：「然後你躲起來，怨嘆這個世界對你的沉默，你才是拒絕跟自己溝通的存在。你的傲慢冰凍了你的心，我要收回你的能力，你不重視自己的天賦才華，我也不需要強化你的封閉。」

　　火鳥感覺自己在縮小，而且變得越來越濕潤，他抬頭看著大靈。

　　大靈說：「只有在下雨的時候，只有在風最烈的時候，你可以短暫的出現小小的光。從現在開始，你叫做『雷鳥』。你不珍惜你的光，就

讓你出現的時間短暫到無法被注意，讓你抱怨的聲音比光還要強。你不珍惜你的光，就讓你的抱怨聲，提醒你自己的傲慢！你這無理的雷鳥，好好檢討你的鳥生吧！」

　　從此之後，火鳥只在下雨的時候出現。他變成閃電，轟隆隆的聲響讓大家躲得更遠。火鳥從成為雷鳥開始，就沒有聽過任何動物或是植物對他說「謝謝」。在某些地方，雷鳥甚至從來不曾存在過，是跟太陽完全不同的存在。

雷鳥家族是地群之中最接近大靈的家族。

　　如此受到恩寵的家族具備更特殊的稟賦，所以擁有強大的影響力。其人如火般明亮的特質，常常為群體帶來希望的能量，是吸引大家的核心存在；但，也如同火一樣，能量爆裂難以自持，所以容易在關係中受挫而無法自處，對自己與環境都發動巨大的反擊。

　　火是很特別的元素，沒有其他元素時，火是無法獨自存在的。大地提供燃料讓火燃燒，風可以讓火變大，水能滅火、但也能生成水蒸汽，讓世界展現不一樣的風貌。改變是火之於土、水、風不一樣的特質。

　　火是獨特的存在，但在沒有襯托時，就無法顯現出雷鳥的獨特。但是追逐天賦完整展現的雷鳥經常忽略了，平凡的存在才是讓自己顯得特別的原因。無法忍受愚笨，不擅長等待，跟你無法忍受自己比不上他者一樣，都是讓你的特別變得不特別的原因。因為無法接受他人也存在於你的世界，這意味著，當你需要他人的時候，別人也不會回應你。這世界就是因為跟你想像的不一樣，才是真實的存在，你想控制的是你的恐

懼，而不是你的才華。如果雷鳥可以通過層層不同的對比而持續忠於自己，才是真正的做自己！

雷鳥一直都是傳說中的動物，從在蛋殼裡就已經開始發光的存在，據說他們生長在沒有任何動物可到達的高山洞穴裡。母親在產下蛋之後離開，蛋就交給風來吹撫，所以雷鳥從小就會保存自己的光與熱，因為唯有這樣他才能活下去。

他會在蛋殼內將自己準備好，輕易地就能啄破蛋殼，一展翅就能跟風一起飛翔。雷鳥就是這樣出類拔萃的存在，從小就是特別出眾的小孩，或是樣貌特別有記憶點，或是擁有特殊的才華，或是勇於表現自己。雷鳥小孩總能吸引你的注意，但是並無太多親近感，即便他們的身邊總是聚攏著一些人。仔細回想起來，你會記得雷鳥表現得很好，但是好像回想不起來他的表情是否享受自己的成就。

雷鳥小孩是這樣一個矛盾的存在。他們很早就知道，要拿自己的什麼本事跟這世界交換。但是當世界只用一種目光、一種方式來對待他，他會覺得自己不受尊重，而顯得缺乏耐心，或者恃才傲物；但他其實知道自己需要怎樣被對待才會舒服。但，親愛的雷鳥，你覺得舒服的姿勢，可能會壓縮到他人的空間唷！

雷鳥家族內包含三種月亮的人，以下先簡單說明：
雷鳥家族的「樹萌芽」，是典型的雷鳥發揮，一開始就大聲嚷嚷的

嚇壞大家。但是因為無法持續要求大家而終究被忽略，而他也就習慣忽略自己了，徒留一個衝動的小丑形象，而他也相信這樣的幽默就可以活著了。

「採莓」的雷鳥，通常顯得善良又美麗，擁有世界所需的才華，又願意慈悲的分享果實。當我們接受他們的給予時，採莓雷鳥會持續釋放出更多的關懷；但當我們深入探索卻發現，他其實牢牢地用這樣的善意，拒絕任何的靠近。當我們持續索求時，可能會看到一個乾枯吐血的身軀，還微笑著提供我們幫助。

「長雪」的雷鳥是終極版的雷鳥，是火鳥最終的樣態。當他們已經知道世界真實的樣貌與自己的期待矛盾時，有一種長雪會找到平和的方式與世界相容；也有一種雷鳥會將最後的憤怒耗盡，讓自己的生命，用自己認同的方式展現意義，有時候則會帶給這世界血腥的驚嚇。

敬愛的雷鳥夥伴啊：

雷鳥人啊，或是每一個人在經歷雷鳥的時期，都是生命中至關重要的改變時期。我們都可以召喚動能，來協助自己的生命改變，「因為那是我們願意經歷的改變」。改變並非為難我們的厄運，也不是突襲我們的意外。

身為一個雷鳥，需要深切地去理解自己，了解如何跟自己的影響力相處。沒有群眾來襯托你，你也無法定位你自己；但是當你能享受跟自己獨處時，雷鳥就能理解你是如何需要自己，也會明白群眾是如何需要你，並且進一步學習在慈悲付出與善待自己之間求得平衡。

你天生就是屬於群眾的人。孤獨是你對自己的獎賞，帶領群眾是你天生的使命。在付出的時候，不要質疑自己的能量。

你的出生就已經是特別的，讓你在歷經低谷的時候，誤會自己降落到了地獄。這是一個陌生的地方，但並不是充滿忌妒的惡意。別忘了

啊～你天生就是「自帶」光與熱的雷鳥，當你飛翔的時候，天堂的樣貌就被看見了啊～

讓你的光帶領你飛，同時也照亮這個世界吧！

美洲代表動物 —— 雷鳥

春花媽：「大家是否知曉你的存在對你重要嗎？」

雷鳥：「相信自然在。」

台灣代表動物 —— 黑嘴端鳳頭燕鷗

春花媽：「你平常到底都躲在哪裡？」

黑嘴端鳳頭燕鷗：「你看不到嗎？」

春花媽：「就是看不到才會問你啊！」

黑嘴端鳳頭燕鷗：「看不到的事情，你知道也沒用！」

春花媽：「知道了，就可以幫助更多的你生存在世界上捏！」

黑嘴端鳳頭燕鷗：「我從未見過你幫助我，而我們的族群一直都活著。」

春花媽小語

愛上自己是你的挑戰，也是你的天賦。

關鍵字

信任 # 改革 # 過勞

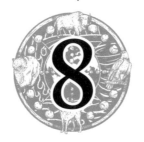

8

蝴蝶家族

元素：風

美洲代表動物：**透翅蝶** ｜ 台灣代表動物：**寬尾鳳蝶**

蝴蝶的故事是這樣翻開的……

在好久好久以前，有一個古老的村莊，男孩們在長老的教育下很擅長狩獵，總是能帶回剛好足夠的食物供養全村，也不會對環境造成負擔。女孩們則在祖母與母親們的教導下，個個都善於編織，為每一位村民織出保暖的衣物，也協助物品的歸類與保存。

在這純樸的村莊中，有一戶人家的女孩特別擅長編織。她在小小的年紀就能爬到織布機上，拉出一道道經緯線，編織出許多細緻的動物圖

透翅蝶

寬尾鳳蝶

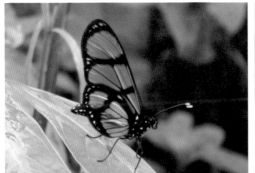

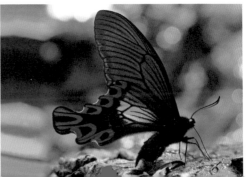

騰、許多壯闊的大地風景；也能清晰地編織出人臉，讓每一個人都有專屬自己的衣服，甚至讓每一個藥輪袋都有專屬自己的符號。大家都喜歡這個孩子，這位名為「春天的花」的女孩。

女孩每天起床後，就到草原與森林中摘取花草作為染料，或是到河邊將植物細細搓揉成可以編織的纖維，然後回到房子裡將獸皮細細的切割，好用來強化布匹的結構。在太陽下山之前，女孩通常已經在織布機上待了好一會兒。

白天的時間裡，她都不停地編織，將自己在大地中感受到的祝福化為顏色、轉為編織，傳遞出大地的恩典與祝福。村民紛紛感受到「春天的花」所創作的織品，除了顏色異常繽紛，也往往帶有大地之母慈悲的力量，於是大家紛紛改稱「春天的花」為「空間中編織的彩虹」。於是她更醉心於傳遞大地的顏色，從一朵藍色小花中傳遞藍天的遼闊，從一朵紅花傳遞太陽的熱情，從綠色的葉片傳遞出大地媽媽的愛。

「空間中編織的彩虹」日復一日地編織，不論白天與黑夜。大家漸漸發現，當她在編織時，她所在的編織小屋會發出七彩的光。一開始是小小的螢光，然後逐漸變成填滿整個房子的光，於是她開始日夜都編織。有一晚，編織小屋的光甚至超越了營地的簧火，長老知道這是大靈降臨的信號，要為這個謙卑勤勞付出的女孩帶來祝福。

大家紛紛跑到編織小屋去看，只見到「空間中編織的彩虹」全身發光，然後變成七彩的光，接著光點逐漸分裂後再形成彩虹，一道、兩道、無數道的彩虹，一道道會飛的彩虹，盈滿整個村莊。

「春天的花」從「空間中編織的彩虹」，再變成美麗的「蝴蝶」。

一隻隻的蝴蝶並不停歇，紛紛飛到屋外，持續為世界帶來豐富的顏色。

一隻隻美麗的蝴蝶，帶著他超凡的療癒力，持續傳遞大靈的祝福到天地之間，讓所有看到顏色的人，感受美的善、美的療癒、美的靈。

蝴蝶家族就是具體傳遞美善的存在。

他們透過自己完整的變形能力，連接宇宙的能量，轉化為具體可感的體驗。

蝴蝶利用高速運轉飛行的方式，將他們感受到的祝福傳遞給身邊的人。他們所經歷的美好，是他們也想複製給他人幸福的體驗，因為那樣的體驗太美好，他們是不願意獨藏的。但，這份善意有時沒有考量到，不幸的人還需要時間不幸，才能回到當下跟自己相處。情緒就是具體的表徵，不需要忽略，但是！有時候蝴蝶的善，會變成一種空心的要求，要求對方必須馬上好起來，因為美從未消失，人人都應該惜福，跟他一樣的惜福。但是，蝴蝶也會有疲於傳遞快樂信念的時候。你是否問過自己：「現在的你自己快樂嗎？蝴蝶們，你快樂嗎？」

蝴蝶與青蛙一樣，其生命歷程也是歷經完整變化形態的生物。

他們出生的時候是「卵」，後來孵化成為「毛毛蟲」，努力進食再變成「蛹」，最後奮力掙脫蛹，在太陽的照撫下展翅成為「蝴蝶」。透過完整的變形，他們細緻體驗每一個時期的不同。他們一方面顯得周全，一方面也顯得絕對。因為每一個時期對他們來說，都是獨立的存在，每一個環境中的自己，需要的都是不一樣的元素。所以蝴蝶人的生長，對比會顯得特別強烈。

處於「卵」時期的蝴蝶，通常會專注於自我的成長，但對周圍的一切不太關心。這個時期幾乎可以說是他一生中，最專注於自己的時刻，也是積極培養自己立即變強壯的意念期。因為他相信「一分耕耘，一分收穫」。

接下來成為「毛毛蟲」。他開始到處移動，環境中的一切都會引起他的好奇心。「這片葉子能吃嗎？下雨的葉子會變得更好吃嗎？這片好吃的葉子，大家都吃過了嗎？」這個時期的他，會透過擁有選擇權來建構汰選的標準，而標準就建立在「強壯地長大」的目標上！

等到吃得夠飽，足以成「蛹」了，他小心翼翼地將自己包裹在蛹裡。他嚴選多時的角落，有著剛好的陰影、適當的風，在這份隔絕中，他還能感受到外界的動靜，只是無法有所作為。這是他內在最騷動的時期。一方面知道自己要經歷最偉大的變化，另一方面，又清楚當下自己的無能為力，所以他不斷嚮往破繭重生的想法，是他與困頓的自己相處時，用希望來稀釋苦澀的方法。他知道自己一旦改變了，就會變好，而且變美。這段封閉歲月的淬鍊，使得蝴蝶更加相信：「改變會帶來更美的重生。」

但相對來說，如果蝴蝶在此刻太專注於自己的困頓，而忘了感受外面的一切，這個保護他能安全變形的蛹，就會變成死亡的棺廓，因為「每一個蝴蝶都是置死地而後生的存在」。

死亡是他們繼續活著的證明！

等到陽光升起，熱燙的溫度將提醒蝴蝶從死亡邊緣中甦醒。醒來的蝴蝶已經有著全新的樣貌，與過去截然不同的姿態，此刻他們的翅膀還濕軟著。這是考驗的最後一關，他們需要靠自己奮力展翅，讓陽光的溫度使翅膀硬化！讓自己離地而生，將美麗獻給世界。

每一個蝴蝶都有創造奇蹟的能力。這是他們的第一次展翅，但是他們終其一生都會綻放自己的美麗，因為美麗來自於他為自己所創造的

—— 沒有飛行能力的毛毛蟲，天生就知道自己會變成飛舞的蝴蝶，即便他們的蟲生從未飛翔過。他們知道自己就是能創造奇蹟，會成為飛翔的蝴蝶。

因此，蝴蝶是貨真價實的大夢想家。天賦不過就是妝點自己生命的能力，而透過自己的美麗，也讓環境變得更加美善、更有希望。這世界除了冰凍的南極以外，無論海拔高低與天氣冷熱，到處皆有蝴蝶。他們相信，自己的存在就是傳遞大靈祝福的證明；光是活著，就是一種華麗的恩寵。沒有不自信的蝴蝶，差別只在於如何展現他們相信的祝福。

蝴蝶家族內包含三種月亮的人，以下先簡單說明：

「休眠淨化」的蝴蝶是「蛹態的蝶」。他還清楚記得自己的手腳緊緊抓住葉子的身體，跟未來的姿態是不一樣，所以他會更在意自己的變化，更專注在培養自己的想像，讓自己可以與未來連接。他專注於變化，而不是在飛翔的蝶。

「玉米種植」的蝴蝶，是最不怕危險，並且熱衷於各種開拓的蝴蝶。他總是到處傳遞環境中的優點，提醒大家多跨出一點點 —— 太陽依舊是溫暖的，風會幫助我們翻飛，遠處的花朵異常甜美。他最常笑著說道：「生命的最後一刻都在告訴我們，這世界是多麼地美善，多麼地充滿希望。」

「群鴨飛遷」的蝴蝶，往往異常美艷，有時甚至在展開翅膀跟斂起翅膀時，宛如兩種蝴蝶。我們常常被他們自以為絕對正確的善念搞得迷茫，但群鴨蝴蝶只是專注於開拓這個世界「尚未被理解的部分」。他本身的差異性就提醒了我們，他所知道的環境善惡皆存，所以我們要跟著他選擇正確的地方安放善良。因為善惡他都見過了，在他的經驗之中，

他所經歷的一切苦難，都是不值得大家借鏡的。這樣擇善固執的他，有時候像是一個不願溝通的傻子，但往往也是因為他們的堅持，並且經常探索新環境，才能讓世界獲得益處。

親愛的蝴蝶夥伴們，你會感到疲累嗎？

你知道你的翅膀比你的身體大好多倍嗎？你知道你的翅膀也是連在你的身體上，是你的一部分嗎？

在你忘情傳遞世界的美好，當你熱切地想跟全世界的人說，這裡的花多麼甜的時候，你忘了有些動物是會吃你的嗎？你是否忘了，有些昆蟲是不吃花蜜的，有些人類甚至還會對花粉過敏呢？善良的你一靠近，他們就感到不舒服地開始打噴嚏。你並非全部都是好的，你有意識到嗎？

親愛的蝴蝶啊！你知道當你傳遞的美好與善良，會因為你移動的範圍太大，而受到更多的檢視與考驗嗎？當你只是為了留下美麗的訊號，但卻變成無解的訊息，真實的你，到底希望自己是怎樣的存在呢？

你真的理解自己所傳遞的是「你自身體驗過的美好」，還是「這世界理所當然美好的樣板」？放到這樣的標準時，它可能就無法被放大檢視，也可能無法被時間淬鍊。你所謂的好，可能在你開口說出去後……就消失了。

你希望傳遞的體驗，如果只是一剎那的亮光，那你將來不及看到對方的笑容，就什麼都消失了，連你一路辛勞的傳遞也蕩然無存。所以啊……什麼才是你真正想要傳遞的呢？當你翩翩飛舞的時候，停靠在哪裡才能真正的滋養你自己，也能同時回饋給環境呢？能不能有些時候，你只要先想想自己如何變好，就好了呢？

蝴蝶人，與每個處於蝴蝶時期的人，都揭示了「現在是最後的整合

階段，是重要的轉變期，下一個階段即將到來」。如果總是用一樣的方式面對，蝴蝶就會被後來的蝴蝶給取代了。世界需要美麗的事物，但美麗的事物如果太容易被取代，或經不起時間考驗，這就是我們不尊重藝術的原因。因為我們以為那只是裝飾品，而不知道這其實是推動人類之所以異於其他動物的關鍵之一。

生活需求往往掩蓋了我們對於美的追求，這個特性深深根植在我們的基因裡，因此我們便難以昇華靈性。古老的火光就存在洞穴深處，我們不相信太陽是比火更炙熱而巨大的存在，所以只追求活著就好。但是蝴蝶啊，你出現了，讓我們有機會追求不一樣的生命品質！所以親愛的蝴蝶們啊，你要堅定相信自己的顏色就是太陽的顯化，也是為世界帶來希望的標誌。

美洲代表動物 —— 透翅蝶

春花媽：「你為什麼願意生成這個模樣啊？」

透翅蝶：「你看到了我，又看不到我，我都是一樣存在的啊。」

春花媽：「但是你真的不太好看清楚。」

透翅蝶：「會看到我的人，就知道我的獨特。我不需要靠那些看不見我的人，和那些不在乎我美麗的人，來證明我是存在的啊。」

台灣代表動物 —— 寬尾鳳蝶

春花媽：「你知道你在這片土地，甚至這個地球，都是很少的存在嗎？」

寬尾鳳蝶：「你看得到我，我就是很多的存在。」

春花媽：「不！你真的很少，因為你只願意在這種樹上生存！」

寬尾鳳蝶：「你想我多一點，讓我的樹也更多一點，那我就會變成更多的存在。這樣不是對你好、對我好，對樹也好嗎？」

春花媽小語
你知道自己的才能，光是存在就能夠溫暖榮耀你自身嗎？

關鍵字
善行 # 突變 # 可人

家族的連結

讓我們先用以下幾個問題，來聚焦本篇章的核心：

Q1. 為什麼要談論族群呢？試著寫下三個原因吧。

_____

_____

_____

Q2. 在介紹「天群」時，那一個圓、哪一個環境，讓你比較有共鳴？

_____

Q3. 憑直覺判斷，你覺得自己會是哪一個家族呢？

_____

Q4. 同一個地群家族的人，對於其他家族人的感覺？

_____

Q5. 你喜歡哪一個地群家族，為什麼？不喜歡哪一個家族，為什麼呢？

_____

這篇我們可以先拿現有的生物知識來談談：

如果你是一個歷經完整變態的青蛙家族，你會喜歡在大海之中的海

龜，還是在天上翻飛的蝴蝶，或是傳說中也會飛的雷鳥？

你覺得一個青蛙，會有往外探索觀察其他動物的興趣嗎？

那如果你是其他三種動物呢？請試著回答，也可以翻閱之前的篇章去看看動物們的特質，協助我們進入以下的討論。

青蛙－海龜：互補之力，在於處事原則及對人的關注有極大的差異

水元素的青蛙，重視自己內在的變化，是專注於自己的個體，是能自愛而後能他愛的體貼青蛙人。所以他的發力是由內而外的，相對感性。而土元素的海龜則是在意是否可成就多數人，或者說，他在意的是人們生活品質上的具體改善，而非一味追求內在價值的彰顯，是由外而內的拓展，較為理性。

同樣都具有體貼且樂意助人的特質，但是因為關心的對象不同，海龜容易覺得青蛙是自私而情緒化的。反之，青蛙會覺得海龜總是痛苦地向前，讓別人看著也心疼，自己也不快樂。

雷鳥－蝴蝶：互助之力，但是同時都缺乏穩定性

當火元素的雷鳥碰上了風元素的蝴蝶，就是世界改革者碰上大愛師姐。如果目標一致，真的就能風風火火，以強大的行動力順利地推展他們的目標，而且有種正向的快樂感。我們確實會不自覺地一直被捲進去這個快樂的漩渦之中，一邊覺得自己鮮明的活著，並且有意義的行動著，還跟眾人一起奮進。但回神的時候，會發現帶領這個大隊的雷鳥跟蝴蝶，可能已經去忙別的事情了。因為他們發現別的缺口，發現其他需要被帶領的迷途羔羊們，於是雷鳥便發號司令，而蝴蝶群起傳遞美善，世界的光就慢慢地一點、一點地被點亮。但有時候會缺乏連接的星光，所以幾乎只有人生短暫高潮的回憶，而無法成為動人的銀河之力啊。

蝴蝶─海龜：同樣熱衷於付出，但是對彼此的眼界有意見

　　蝴蝶跟海龜都是服務導向，基本上都是很樂意為對方付出的人。然而海龜會希望蝴蝶可以穩定的付出，專注地完成眼前的進度；而蝴蝶會期望穩定的海龜帶給自己往外衝的動力，而不是把蝴蝶限制在一處自個兒努力。蝴蝶曾經作繭自縛，所以不想反覆地經歷無能為力的自己。海龜相信鍛鍊必有所成，付出必有成果；但蝴蝶覺得付出是傳遞美善，成果自在人心。當他們看著對方時，海龜會覺得蝴蝶自我輕浮，蝴蝶會覺得海龜墨守成規，對彼此的付出容易感到挫折。因為他們關注的重點不同，但是礙於對方也跟自己一樣在盡善，因此很難提出建議，也不願意放下成見整合。其實只要換個速度，一個開拓、一個穩固，也是很棒的啊，但是在海底飛跟在天上游的起伏，真的是不一樣的節奏啊！

蝴蝶─青蛙：同為完整變態家族，能自由切換流轉的群體，然而轉變速度不同

　　他們是外貌看起來相同的體貼人，但蝴蝶是由外而內地支持對方的需求，而青蛙是由內而外地陪伴對方的感受，所以對於彼此的作法，有時候會感受不到善意。蝴蝶會覺得與其在原地哭，還不如起身去做別的事情，別困在跌倒的地方舔舐自己的傷口；因為他被自己的繭嚴密地包裹著，他了解那種窒息感會讓人更加絕望，所以總是希望大家快點朝向陽光動起來。而青蛙覺得在哪裡跌倒，就在哪裡躺下，起碼可以先舒服地躺著，先哭完也比較不痛苦；因為他的完整變形是均等速度的改變，不是突然進入一個截然不同狀況。青蛙相信唯有經歷整個過程才是真正的堅強，而蝴蝶認為只要離開痛苦，人自然就會變得健康。也因此，雙方都認為對方其實有點在逃避；青蛙躲的是未來，蝴蝶放棄的是當下，他們對彼此的溫柔只能看見，但未必能理解。

雷鳥—青蛙：成果導向 vs. 重視過程

雷鳥相信成果的改善會帶來全體的進步，而不斷地進步就會讓大家更靠近雷鳥，這樣一來，跟他一起進化的族群，就會成為他厚實的支持。所以他擅長透過描述成果，並且具體分享步驟讓大家跟上他的腳步，而青蛙就是那個會真誠探問「那樣好嗎？」的人。對青蛙來說，一個真正的好的世界，應該是什麼樣子都有 —— 有陽光款、也有月光類型，有人專司前進，就有人擅長躺著。這樣就等於你能接受全部的樣貌，也等於你能接受青蛙種種極端的變化，而不會只認得一種樣子，不會覺得青蛙是怪怪的人。而這種有距離的認同，也會讓青蛙有安全感。其實他們要的都一樣，只是火需要燃燒很多木頭才能生出水來，沒有木頭這座橋樑的存在，便很難幫助他們彼此。

雷鳥—海龜：穩定的節奏 vs. 開創的能力

雷鳥的火其實有利於燒除海龜多餘的雜質，讓土地重建，但要從根放火直接催逼他們的安全感，必須是極有勇氣跟見識的雷鳥才做得到。而且雷鳥口中所說的未來，聽起來實在太新奇，不是海龜所能理解的事情。他說的世界太大、未來太遠，不能從頭做起就是少了一種令人踏實的信任感。但如果他們的合作方式是由雷鳥開創、海龜守成，只要讓彼此在對的位置，光靠他們兩個就能建立一個穩定且壯大的組織。但，問題在於水、火要建立共識，需要的不只是勇氣，還有信任與耐心，而他們都各自擁有一半而已。

看到這裡，讓我再問問你幾個有趣的問題：

你喜歡家族的人，你會願意跟他在一起嗎？為什麼？

你是喜歡還是欣賞？你是喜歡他跟你很像，還是很不一樣呢？

那你到底又是哪一個家族的呢？

第 3 章

—

藥輪外圈

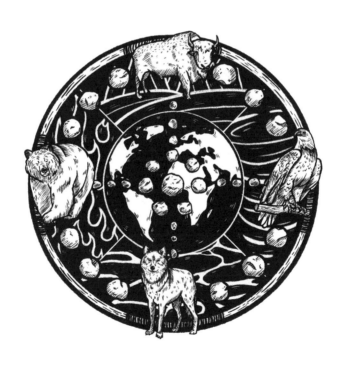

四方守護者

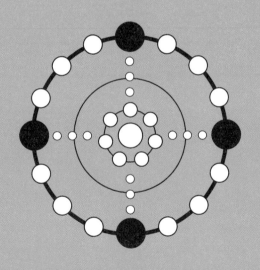

北・東・南・西

北方守護者－瓦步思

元素：土

美洲代表動物：**北美白野牛** ｜ 台灣代表動物：**長鬃山羊**

行百里者半九十，最後一哩路，是最苦澀、也最靠近甜蜜的。這個道理我們都知曉，但……你會願意前行嗎？

「北方」的守護者「瓦步思」，也是「土」元素的代表，意味著你已經從西方觀照自己的路徑中，轉變成世界的土壤。那你願意成為融入世界的「那一粒不可或缺的沙」嗎？成為一顆小小小小的沙，從外面看進來宛如不存在，放在一起也不起眼，但卻是構成這個世界不可或缺的連結。你會願意嗎？

北方的時間是從冬至到春分，意味著新的生命就要出現了；也就是說，我們正從西方最深層的黑暗，走向有光的所在，因為「我們想要往光的地方現形」。

西方是死亡的居所。在最深層的隆冬、在闇黑的彼岸之中，我們已

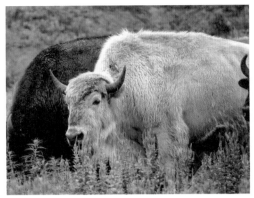
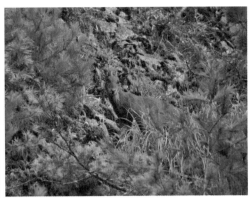

北美白野牛　　　　　　　　　　　長鬃山羊

經通過黑暗死亡的考驗，選擇走向逐漸光明的北方。而我們如何形塑自己的行動，是來自於如何與過往的自己借鏡、如何憑藉著經驗帶領自己活下去；或者說，主動選擇死亡的我們，其實已經不會被形體所綁架。當我們通過身體束縛的考驗，也表示我們重新整合了自己身體與靈魂的需求，我們帶領自己重生了。

走向北方本身，就是明白過去到現在的自己，想要往未來方向做選擇的一個過程。

當我們退回一步到黑暗之中、光明之前，在你能清楚知道自己是「有選擇權」的時候；當僵硬的身體、黑暗低潮的念想籠罩你的時候，試問：「你會願意為自己做選擇嗎？」

從黑暗中傳來了一陣陣訊息，即便你意識未明，睜眼也無法穿透黑暗，但是你內心明白，希望就在觸手可及的眼前。所以你願意稍微起身，去看看機會嗎？

你願意「相信自己」已經處於該往前的光明時刻了嗎？

你可以理解世界和時間，都是圓的順流嗎？活著自是有高有低地循環著，現在的低落與無力並非永生永世的樣態；或者說，你可以不用再這樣虐待自己了。你願意相信自己不只是脆弱的嗎？

你願意相信自己已經有勇氣可以去面對了嗎？

你相信自己是有選擇權的嗎？

你知道自己就算低到塵埃裡，也是這世界不可或缺的一粒沙嗎？

當我們發現自己限制了自己的選擇，你是否想過，這是因為我們害怕過去失敗的經驗、那個重蹈覆轍的自己。皮膚上的疤還在輕輕地吸吮著你，讓你想起當時所受的傷；那個痛一道一道、一層一層地壓榨你，讓你變形。一旦忘記了那樣的痛苦，做一點點超過現在所能承受的，都太危險了！會死！會痛死的啊！

是這樣的嗎？

現在的不舒服，其實你早就習慣了。說實在的，再痛就這樣而已。你現在活著的姿態就證明了，過去的壓力從來沒有真的擊倒你。雖然此刻當下的你一點都不願意踏出去，深怕一旦踏出就會死去，但是眼前的你正告訴著我 —— 你想活，而且也一直活著。因為你想為自己活下去，就算破破爛爛的，都是你最想珍惜的自己。

親愛的，時光荏苒，我們都在變老，我們的反應也會因為缺乏刺激而變得更緩慢。到底是時間對我們太殘酷，還是你容忍自己的拖延呢？你可能在二十幾歲就遇見自己，但到八十歲下葬前，都毫無改變嗎？你真的打從心底接受這樣無關痛癢的自己嗎？這是你真正想要度過的人生

嗎？沒有陪伴，只是經過而已……

時間照走，春天終究會來，你所喜歡的跟你所恨著的，都會隨著時間而逐漸轉淡。今年不行、明天也來，下一刻無需催促，也會從你我的眼前無所眷戀的往前。你可以這樣全心全意地害怕多久、逃避多久呢？你真的喜歡這樣的日子嗎？

換個方向談談，不動跟勞動是一樣的麻木唷。

你耽溺在忙碌之中，透過汗水假裝自己在這世界是有價的，但這對你自己來說是有價值的嗎？

洗澡的時候看看自己的臉，你會覺得親切還是冷漠，蒼白還是鮮活的呢？會不會在某一瞬間，當你想起自己的臉，是笑著的那種呢？你還會對自己說加油嗎？而今你依舊願意打從心底為自己說聲「幹的好！」、「你超棒！」嗎？或者我該問：「你還記得你自己的臉嗎？」

你有多久沒謝謝努力的自己了？

忙碌的隔絕跟麻木的停滯，都是卡在黑暗之中、等待救援的警示動作，你有聽到自己正對著你吶喊嗎？

你是有選擇權的，一出生就擁有。要為自己穿越，為自己好好地活下去，然後在春天綻放。我們從出生就開始練習，不管誕生於黑夜或白天，我們在夜日中轉換，然後再流轉到四季。環境讓我們理解自己的改變，而我們可以選擇自己想要面對環境的姿態。選擇如何適應環境，從小開始都是自己的事情。

每一個小小的你，從生命一開始就各自形塑不同的路徑、不一樣的感受，唯有透過自己獨特的經歷來體驗世界的不同樣態，生活才顯得出

滋味，能展現出不同的選擇，也會因為各種角度而更加多元包容。即便是以衝突的形式來表現，也是在展現你我的不同之處，而這些不同，都是世界所允許的發生，也是宇宙選擇你誕生的原因。

北方的功課

看到過去的自己，陪伴、檢視自我的矛盾，讓我們當下的身心靈得以合一；將能量灌注到當下，成就自己的同時，也圓滿了地球。理解我們存在當下，即成沃土，這都是宇宙不可或缺的一部分。

美洲代表動物 —— 北美白野牛

白野牛是一位奉獻出全身的靈性力量動物。他教導人民如何將他的全身應用在生活之中：從食物到祭器、生活到信仰，一切都充滿北方的能量。因為當你知曉自己的價值，你永遠可以為自己創造抉擇的空間；在實踐自己的時候，成就環境與你的關係，在彼此相依的過程中，共享、共創意義。

春花媽：「你知道人類會把你的全身都用掉嗎？」
白野牛：「我現在死掉，大地也全都會吃掉啊。」
春花媽：「那你不見了，你會害怕嗎？」
白野牛：「害怕不是我活著的主宰啊。眼下好好地吃草、好好消化、好好大便，舔舔風、感受自己的需求，這才是我啊！」

台灣代表動物 —— 長鬃山羊

春花媽：「一直在陡峭的山壁上爬，你不會覺得很累嗎？」

長鬃山羊：「我只是走我應該走的路，還有不會被追上的路啊。」

春花媽：「那會不會太孤單？會不會迷路？」

長鬃山羊：「知道自己在哪裡，才不會孤單啦！你不知道自己在哪裡，才會迷路的啦。」

春花媽小語
在我選擇成為自己的時候，宇宙也跟著我微笑了。

關鍵字
＃思考＃抉擇＃傳遞

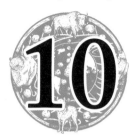

East (Wabun)

東方守護者－瓦奔

元素：**風**

美洲代表動物：**金鷹** ｜ 台灣代表動物：**東方蜂鷹**

一聽到要改變，你是覺得興奮，還是覺得「天啊又要改！又要被為難了」呢？

東方是「改變正在發生中」，跟拿起本書的你一樣，你已經為自己召喚了改變，而不是被改變推動的人唷！這就是東方的奧義：「在改變之中，使力量正確地萌芽，為自己所信仰的真理鋪路前行。」

東方的守護者「瓦奔」，是「風」元素的守護者。他總是在你有感之前，早已參與了你的生命；所以很多時候，我們往往容易先感受到壓迫，之後才開始體會這綿密的訊息中，有多少是自己召喚而來的幫助。唯有理解自己當下的狀況，然後選擇正確的姿態迎接風，而不是抵抗風，你才能憑藉風的力量高升，讓自己的目光引領方向快速移動。這就是東方的風所帶給我們有效率的學習。

東方的時間是從春分到夏至。從北方的黑暗到東方的光明，是我們在體會自己出生、同時也是初生的狀態，快速的變動其實是在回應做出成長決定的自己，所有的改變都是強化自己的養分。但如果你只貪戀一種養分或是一種節奏，那就像是選擇了雙面刃──為自己出征跟浪費自己的體力，其實是很重覆的損耗。你感覺自己前進了，但其實還在舒適圈中；而這其中差別就在於，你真的是在投資未來的自己，還是只是盲目的付出，卻誤以為是有意義的。太陽就在你的頭上，為你照亮全部的世界，但是你知曉自己應該負的責任在何方嗎？你知道你所選擇的責任，是自己所需要的，還是來自他人的要求呢？

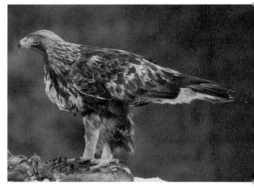

金鷹

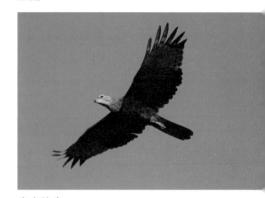

東方蜂鷹

法國哲學家沙特說：「他人即地獄。」

地藏王菩薩說：「地獄不空，誓不成佛。」

當一個人，你是想下地獄，還是想上天堂？還是好好當個人就好？不管你選擇哪一種路徑，你懂得自己可以對自己負的責任，到底在哪裡呢？

如果你想成為一個大家所喜愛的人，但當你熱情回應他人的時候，你還是自己喜歡的那個人嗎？

如果你想當一個孤獨的人，在他人經過你身旁時，你能安然自處而不覺得壓迫嗎？

每一次的改變，都是生命中一段風景的流動。我們都可以好好地經歷，而不是被預想的畫面綁架，看到自己驚嚇的臉孔而無法動彈。

你知道，「是你召喚改變的」嗎？

就是因為你已經準備好要面對不一樣的世界，所以世界只是如你所需的發出更多的邀請，讓你成為你想要成為的自己，因為你是準備好的人！

東方是明亮的、是燦爛的、是吸引人、是權威的、是壓迫你的，是嗎？

光明好像必須磊落到沒有黑暗一樣；不能失敗、不能放棄，不能都只是你想要的嗎？

沒有黑暗，光明就無法現形，反之亦然。但是所有光明燦爛的，都好像同一種樣板般，提醒我們要「像樣」，但是要「像什麼樣」呢？

像什麼樣，我們才是像東方想要的樣子？當你開始思考「什麼樣子才是別人要的」，你就不是你，你也不在你召喚的東方能量之中了。你會被很多你不認識的尺狠狠地丈量、竭力的鞭打，然後「你就會討厭改變」！因為改變讓你不舒服，因為所有的改變都像意外一樣，痛擊你的人生。但……真的是這樣嗎？

你所選擇的改變，到底是在哪裡位移了，你才變得不願意對自己負責呢？

你想陪伴的自己，為什麼就這樣在改變之中變得淡薄呢？是你不夠相信自己，還是環境壓力太毒了呢？如果一切都是別人的錯，自己好像

就能安心一點，然而你真的相信自己可以這樣好好活著嗎？如果可以的話，那你就直接一路活到墳墓裡去吧！因為你既不需要照顧自己，也不需要改變。你不需要東方、不需要春天的發芽、不需要夏天的茂盛。你不需要豐盛，因為你不值得，因為區區一個改變，你就驚慌得躲入棺木裡，以為死亡是長生，把僵化的姿勢當成舒適圈在過活。

東方的守護者「瓦奔」，是高飛的金鷹，是四風動物之中唯一的飛鳥。這意味著他帶來的改變是「超越現在的習慣，充滿遠見的提醒與祝福」。

我們活著，只能無條件地向前與不斷地變好。在東方高光的時刻，你選擇在原地姑息，不願意成為自己，不願意回應自己的召喚，無法與過去不適合的自己告別，好讓新的事物充滿你自己。到底要如何，才能讓自己的人生靜止在不變動的那一刻？但這世界沒有靜止的風，也沒有不會老的人。沒有生物會因為知曉死亡的終點就放棄當下的追求；而追求，不是靜止的移動。

東方的功課

最接近大靈的金鷹，不斷地為我們帶來祝福。強烈的改變，其實是在檢視你的所能，是不是真的合於環境？是否能在流轉之中，將經驗轉化並融入自己的生命，讓自己由內而外地強壯起來，然後成為這世界無可取代的一環。

美洲代表動物 —— 金鷹

金鷹是最接近大靈的動物，意味所有的改變，都是大靈從你那裡聽到召喚而給你的回答。答題的方式未必會使你感到舒服，但一如我們看

到老鷹時一樣的驚喜。東方的能量展現，其實來自於你對自己更高的要求，願意讓自己的全部施展在環境中。唯有你願意改變，才會帶給你如此輕盈的感受。

春花媽：「你老的時候，抓獵物的技巧會變得比較厲害嗎？」
金鷹：「不論何時抓到獵物的我，都很厲害，我始終是靠自己的能力活下去。不管我抓的動物是哪一種，飢餓的我，都能服務我自己，哪一個時刻的我都是厲害的。」

台灣代表動物 —— 東方蜂鷹

春花媽：「為了生活要一直改變住的地方，會很辛苦嗎？而且聽說你們的數量也越來越少了。」
東方蜂鷹：「你不想活了嗎？要活著食物不會自己來，當然要改變啊。」
春花媽：「但是每一次改變都可能讓你失去生命，或是傷害自己。」
東方蜂鷹：「所以我們都是一起改變的。」

春花媽小語
越能清楚了解自己，就越能發揮，不然只會越難相處而已。

關鍵字
視野 # 探索 # 離舊

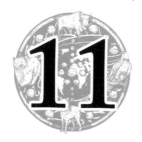

南方守護者－熊旺迪斯

元素：水

美洲代表動物：狼、草原狼 | 台灣代表動物：石虎

你記得自己忘情在生活裡的樣子嗎？

當汗水深深沁潤你的衣裳，你卻還是狂熱的勞動著、笑著、思考著。你用盡全身活著的滋味，還記得嗎？

南方就是一個甜到出汗的方位。他熱情地問你：「長大好玩嗎？」

然後我們會一起笑開來，笑到往後倒下，而大地媽媽會溫柔的接住我們。

南方的時間是夏至到秋分，是所有生物旺盛生長的時節，整個世界

草原狼

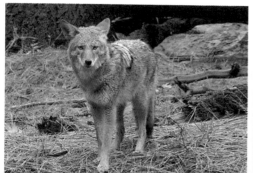

石虎

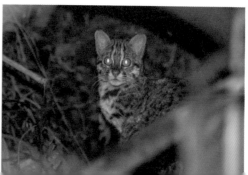

好像都一起長大了。我們同時感受到自己旺盛的生命力，無處不釋放的擴張，一分鐘久得就像一小時一樣，有很多時間可以利用。只要將我們的手腳伸展開來，就能發現可以延展的空間；我們可以輕易地跟自己溝通，讓自己找到專屬於自己的存在。這種由外而內的成長，讓我們得以探索夢想的邊界，然後再次喜歡上自己！

也是這種夢幻的時刻，使你發現想像中的自己，有時候已經準備好了，只要縱身一躍就能跨出新水準；但也有可能是相反的，真實的你已經在旺盛的成長中了，但是卻過度膨脹，像是泡過頭的茶葉，再也無法生出新滋味。當你在前進的時候，有留給自己一點彈性嗎？你知道，休息也是扶助前進的選項之一嗎？

如何讓現實的自己，往夢想的自己前進，而不是被膨脹的自己給架空，讓生產勞動的假象綁架自己呢？當你越來越強大的時候，什麼是你當下「需要」的？什麼是你「想要」的？在每一個我變得更加強壯的時刻，更能定位自己的需求，並且更專注地前進。築夢踏實，其實就是印證自己能把我「所能」，變成世界「所需」的交換。

南方好甜，甜到狡猾了。當我們以為我可以的時候，是我「可以」完成，還是我「想要」成為更強大的自己？

當你看到這樣句子的時候，你能敏銳的察覺其中的差別嗎？

我之所以能擁有強大的未來，是因為我成長得夠強大，強大到得以串聯過去、連接當下到未來的自己。但是現在的養分，究竟是提供我的茁壯，還是壓迫我對自己的想像？變「老」跟變「大」不一樣，但是成熟的做法，是穿越過去、未來與現在而形成溝通。成熟來自於我可以檢視過去的經驗，來幫助自己成長、信任當下的狀況、愛自己真實的樣貌，讓自己不論何時，都是圓滿的發生。

這需要一點幽默，就像雨滴一樣，一點一滴地滲透那些被你忽略的縫隙，讓你與自己再度相連；雖然不起眼，但卻是最重要的連結。當你明白自己的能耐，並不是一味追求更完整顯露的自己，而是可以串連不同的你，就能讓自己更完整的發揮。沒有一種生物一次只長一個部位，那是執著的「練」，不是生長的「全」。嘿～這時候，你能說個笑話給自己聽嗎？是可以大笑出來的那種唷。對自己幽默一點吧！大地媽媽看到你的時候，都是笑呵呵的啊～讓笑聲也填滿縫隙，好讓你在緊湊生長的時刻，擁有足夠的彈性。

南方的功課

　　愛是我們最強大的力量，也可能是我們最脆弱的一環。但夠信任自己的你，會把為難當成闖關遊戲來進行，困頓不過是顯化肌肉最好的幫手，因為你是自己成長路上最好的陪伴者。每一個逐漸豐盛的你，都是證明你活得精彩的風景。你願意讓自己活得更加壯闊嗎？

美洲代表動物 —— 狼、草原狼

　　草原狼是唯一一種可以獨居，也可以也併入族群的狼，因此創造出很多中型狼的物種。遊蕩的草原狼，是可以讓定居的狼繼續在環境中生存下去，不會因為人類而滅絕的關鍵物種。草原狼了解自己的強壯，可以透過繁衍而與世界連接。透過生命的開展，就越能跟世界一起呼吸，並且在那份共體之中，自在地擁抱自己的生命。因為我們的豐盛無論在何時、何地，都能在彼此之間自由流動。

春花媽：「你在什麼時候會想要去找別的狼呢？」

草原狼：「希望他們看到我的好，也想延續我的好的時候。」

春花媽：「就是想做愛的時候？」

草原狼：「還有他們需要我的時候。」

台灣代表動物 —— 石虎

春花媽：「怎麼辦？你越來越少了！」

石虎：「那我就越會知道該怎麼活下去。」

春花媽：「但是你看起來活不久了……」

石虎：「那你們真的知道，你們『正在』失去什麼嗎？」

春花媽小語

功課是天天都要做，才能領略自己的成長，而我們只會長成自己想要的樣子。所以，記得對自己幽默一點吧～

關鍵字

迅速 # 相愛 # 詭祕

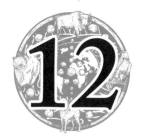

西方守護者－墨嘉奇維思

元素：火

美洲代表動物：**灰熊** ｜ 台灣代表動物：**台灣黑熊**

你喜歡長久的待在冬天嗎？

在台灣，稍微冷一點就顯得太寒了；但在北美藥輪圈裡，那樣的冷，是從空氣逐漸降溫、河水結冰開始，直到寒冷冰封整個大地。在這個全面停滯的時間裡，人們最常做的事，就是陪伴自己的孤獨，孤單地一個人思考自己的很多事情。

這也是西方的本意：「面對你自己，成為自己的光，然後反射給這個世界。」

西方守護者「墨嘉奇維斯」，守護著秋分到冬至的時間。這意味白

北美灰熊

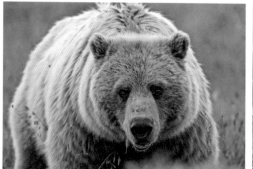

台灣黑熊

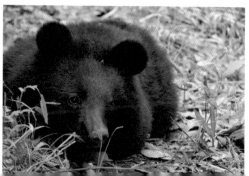

天的時間會逐漸縮短，而黑夜的顏色會越來越濃，黑夜也越來越長。在這樣的黑暗之中，你會選擇如何跟自己相處？或者說，你願意跟自己相處嗎？還是你依舊選擇在自己舊有的舒適圈中打滾？你聽過溫水煮青蛙的故事吧？這就跟冰雪中的魚一樣，都會因為漠視環境的逐漸改變而僵死唷。

　　且讓我退一步溫柔地問你、問我、問自己：「為什麼我們與本來的自己相處會這麼難？」

　　先從外處著手提問：「你過去有好的身體經驗嗎？不論是從事運動，或是伴侶關係？」不管是自己陪伴自己，或是自己陪伴別人，那時候的你狀態如何？是知道自己在進步而努力著，還是勉強自己成為一種合適當下、卻不是自己覺得舒服的樣貌呢？永遠投不進的籃球跟對方牽不到的手，都是一種近在眼前卻最遙遠的距離。久而久之，我們習慣被拋下的自己，也不重視身體；因為從國小開始，體育課就是可以被其他課臨時借走的，操場上的笑聲永遠蓋不過教室裡的讀書聲。

　　讓我們發自內心來問問 ：「嗨～你試著跟自己相處過嗎？」

　　這不是靠手機陪伴你打發時間唷，也不是靠電視劇來享受孤獨唷，而是就這麼單純地陪自己好好走一段路，然後專注觀察自己的體驗。在這段過程中，你耐煩嗎？或者我該這樣問：「你自在嗎？」不是看著環境，而是看著自己唷。

　　再延伸一點問，你有好好跟自己對談過嗎？不論你聊的是快樂的、不快樂的，或是你尚未理解的。或者說，在自己有情緒的時候，你會安然等待自己的情緒起伏流動，而不是一直跟自己說「沒關係，不要哭」

嗎？你當下的情緒並沒有被自己尊重，在情緒轉移的時候，同時也會失去對自己的關懷。你喜歡這樣嗎？你經常這樣嗎？還是你覺得本來人人皆如此呢？

你知道正在哭泣的你，也是有感覺，並且值得你的陪伴與尊重嗎？

你認識你自己嗎？

或者，我們可以問你，你願意認識你自己嗎？

你有給自己機會嘗試陪伴自己嗎？

你相信自己有自己獨有的天賦嗎？

你願意喜歡你自己，並且給予自己支持嗎？

聽到這麼多自己，你只想更加遠離自己嗎？

西方是一個逐漸黑暗的通道，「墨嘉奇維斯」守護著小小的光，而光源來自我們的心。

他是我們透過內省而形塑出來的光之通道。這條通道的長短、深淺、亮度，取決於我們願意對自己開展的程度。因為黑暗的布幕是恐懼的顏色，它被我們用各種方式加以掩蓋而顯得厚實。但是當我們願意走入黑暗之中，也意味著我們願意真實、可感地與恐懼相處。因為我們明白，那也是我的一部分，不管當初在多高壓恐懼的環境中發生，活在現在的我，證明我曾經穿越恐懼。

「我們願意與恐懼相處」——這句話是否光是用看的也令你覺得害怕？是否一想起來就發抖，一種寧願寒冷的感覺從心底傳了出來？是啊～我們的心裡也有寒光、也有冷感，只是我們不習慣，也可能不喜歡，久而久之就不想要了。不想要久了，我們就以為我們害怕了——

「害怕」可能跟「不習慣」的距離很接近，近到習慣害怕了，就會因為害怕而選擇繼續躲藏。因為我要先活下去才有機會，所以只要我一感到害怕，便躲到連自己都看不見！

也許命運是疼愛我們的，才讓我們不斷面對疼痛的冒險；也許命運是忽略我們的，才讓我們在不舒服的舒適圈中耽溺著。所以假裝自己仍在呼吸，不那麼痛苦但也不快樂，「做什麼都沒感覺」。因為害怕那多一點點的疼痛，因為不想那麼痛，我們陪葬了⋯⋯幾乎全部的生命。

你真的覺得你值得這樣活著嗎？

你能憶起生命中的火光嗎？

你能夠想起，自己打從心底微笑時，是為了什麼嗎？

你能夠想起，自己還有想做的事情嗎？

你還記得有夢想的自己，是什麼樣貌嗎？

你⋯⋯還會做夢嗎？

你知道，就是因為你對自己還有興趣，你願意了解自己，所以你才會持續探索自己，願意發揮天賦讓自己跟世界連結嗎？你知道僅僅只靠你自己，靠你自己的光，世界就會因你的念想而開始發光轉動嗎？因為你願意為自己的那個時刻，在世界裡發揮，為自己的位置展露無可取代的空間。

西方的功課

如何讓自己的內在力量變得真實？其實你與生俱來就擁有力量，你會變得複雜，是因為你經歷得夠多、了解得夠深。只要你明白自己的缺點，也知道自己的優點，就能在各種環境中讓自己有最好的發揮。因為你知道你要帶給這世界什麼樣的影響，讓自己與環境都能雙贏。

美洲代表動物 —— 灰熊

熊在特定部族之中，被認為是人的起源；也就是說，人是熊變成的，而熊人的特色就是獨居。熊靠自己的力量挖掘洞穴或是拉草築巢，讓自己的孤獨不被打擾；在需要的時候，才跟這世界來往，孤獨地與環境維持平衡的關係。他不被孤單限制而能自由地進出。「從黑暗地獄裡出來的，去天堂會加倍幸福」，這是西方熊深深明白的道理。

春花媽：「小時候你也是跟母親一起過，從小就在母親身邊，是怎麼習慣孤獨的呢？」

灰熊：「因為我看到他就是一個熊，我就知道我也會是一個熊。這就是熊，一個熊就是習慣自己一個熊。」

春花媽：「真的都只想一個熊嗎？」

灰熊：「我知道自己需要怎樣的相陪，但是我不需要多餘的對話。」

台灣代表動物 —— 台灣黑熊

春花媽：「你現在在這裡好嗎？」

台灣黑熊：「你是說我現在在這座山裡過得好嗎？」

春花媽：「對！你在這山裡過得好嗎？」

台灣黑熊：「還好，我常聽到很奇怪的聲音，我一直搞不懂哪一種動物會發出這樣的聲音。」（春花媽聽到的聲音，類似槍聲跟車聲）

春花媽：「那是不適合你靠近的聲音！所有的動物都會走避，那很可怕！」

台灣黑熊：「你會怕嗎？」

春花媽：「會！」

台灣黑熊：「知道了就不會怕，會怕都是因為不知道啊。」

春花媽小語
當你只屬於你自己的時候，你願意負責嗎？

關鍵字
自處 # 自在 # 分享

十二月亮

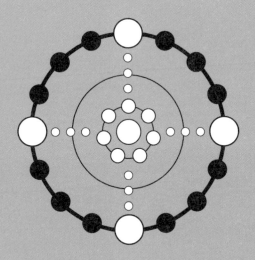

大地復原・休眠淨化・強風・樹萌芽・蛙回歸・玉米種植
烈日・採莓・收穫・群鴨飛遷・結凍・長雪

Earth Renewal Moon

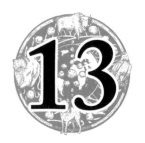

大地復原之月

日期：12/22～1/19

美洲代表動物：**雪雁** ｜ 台灣代表動物：**黃羽鸚嘴**

藥輪月亮的開端是：遵循傳統的雪雁人。是第一個位置，也是北方第一個月亮，隸屬於海龜家族。

雪雁人是「土」元素「海龜家族」的第一個存有，擁有海龜的忠誠與對文明的敬重。

對大地復原的人來說，重視架構和遵循雁的排列飛行，是一樣重要的事情，因為這樣才能找到正確的方向，而且有品質的擴張生產率，包括從數量到空間的控管，才能讓族群繼續安穩繁衍。

大概沒有一個月亮可以趕上雪雁的效率，因為他們是建立在緊密的一步一腳印，並加上行之有年的作法而創造效益的。排除錯誤，緊跟著正確的引導，是從基因而來的傳承。

大地復原的雪雁人重視傳統的架構，也敬重領導者，因為身處在組

織中，希冀自己成為群體中不可或缺的一環，對於自己的培養，也是往「典型的領導者」應該會成就的形象去琢磨、去進行全面的培育，好讓自己成為典範。

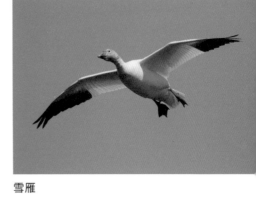

雪雁

對雪雁來說，典型權威就是最好的生長模板。因為他們一開始就面對一個太理想的樣板，活在完美的對比之下，他們把挑剔自己當成生活的日常，所以普遍顯得刻薄。雪雁的溫柔往往在很後面才會展現出來，但其實是非常厚實溫暖的。他們只是希望自己能準備好，而且要準備得很好，才想出來面對人、面對環境。如果我們少了一點勇氣跟耐心，可能無法看見他們的柔情。

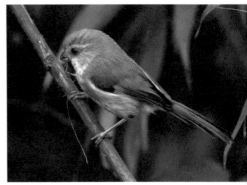

黃羽鸚嘴

很多時候，他們會表現得很固執而且守舊，甚至有點拒絕溝通，因為他看到你所要求的，跟他需要去實踐的路徑不一樣。也因為他知道，自己終究是要服務群眾的，所以他不把私人的需求，視為讓群體進步的一環，因為傳統之中並無這麼多個人的需求；也就是說，經過無數次與自己慾望對話的雪雁人，其實深深地孤寂過。他嚴格審視不夠完美的自己，然後安靜沉默地等待自己修成正果的那一天。

雪雁人習慣反覆演練自己的技能。他們認為生活中的興趣不是必要選項，也不是需要經常投資的。與其去培養個人特色，不如花時間在專業的深化與延伸、不斷淬煉自己入世的才華，清楚感受到自己的存在是

可見於世的。因此，鍛鍊過程中所發生的痛苦與孤單，對雪雁來說，都是銜接光榮的前置顏色吧。真正的價值會在他重覆的鍛鍊過程中，淬煉出無可取代的意義。

大器晚成，經常是雪雁人的出場姿態。他的時間計算方式只有他自己懂，而且只要一出場就很容易獲得滿堂彩。

雪雁的孩子，很需要自己的「秩序空間」。秩序空間是一種雪雁的神聖空間，而非一般現實的空間，所以雪雁人要入群與人相處並不難。

但是當他需要獨處的時候，那是他神聖的淨化時刻 —— 他需要一個特別的空間，只存放他與他自己綿密嚴苛的對話，讓自己在空間中不斷地進化。所有可以形之於外的改變，對自己、對群體、對社會都有明顯的價值。他習慣反覆的失敗與更新，並且不斷建立嚴格的秩序讓自己更為精純，只為了榮耀而奮力存在。

但是雪雁人是屬於群眾的海龜族群，所以「擁有一個屬於他自己的小群體」也非常重要。他會在其中學會與他人相處的彈性，他會異常重視這個群體，也會為了榮耀他的群體，而奮力地拓展、延伸那些對社群有意義的事情。

他們一生醉心的創造，就是「留下超越時空而能造福人群的真理」。在這之中就算沒有他的鮮明存在，但是真理永流傳，這樣海龜雪雁一生就不虛此行了。

美洲代表動物 —— 雪雁

春花媽：「如果前面的雁都不見了，你要怎麼辦？你要怎麼飛？」

雪雁：「我就會遞補上，我們這裡所有的雁都可以，因為我們都是一樣

厲害的雁。」

春花媽：「大家都一樣厲害，不就都一樣？」

雪雁：「你看起來都一樣，我們卻都知道我們不一樣。你的眼睛太普通，是無法看清方向飛翔的。」

台灣代表動物 —— 黃羽鸚嘴

春花媽：「一直跟大家在一起，會不會覺得沒有自己的空間？」

黃羽鸚嘴：「大家在一起，才不會危險，世界很大，我們要學會保護自己。」

春花媽：「那如果你真的不小心變成單獨一個鳥，怎麼辦？」

黃羽鸚嘴：「我會努力找回我的群體，那裡永遠都有我的位置。」

春花媽小語
拓展彈性的同時，也是舒展我能力的表現。

關鍵字
榮耀 # 反射 # 固執

休眠淨化之月

日期：1/20～2/18

美洲代表動物：**水獺、海獺** ｜ 台灣代表動物：**歐亞水獺（金門水獺）**

藥輪的第二個位置是：重視家庭關係的水獺與海獺人。是北方的第二個月亮，蝴蝶家族的夥伴。

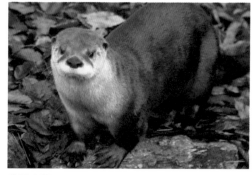

北美水獺

獺人是「風」元素「蝴蝶家族」的第一個存有。獺們重視與家人的連結，因為不管是水獺或是海獺，都花很多時間在父母的家族中成長。他們也喜歡具體創造有趣的互動，來經營周遭的生活。對休眠淨化的人來說，讓自己領域之中的一切變得和諧而幽默，是很重要的生活指標。

獺人是很高明的工具人，跟海獺一樣，他們擅長利用環境中的工具來優化生活品質，也會透過自己的雙手來提高生活的穩定性。一如水獺

都是靠自己來建構生活的房子，他們會把房子蓋得跟印地安小屋一樣，只是獺的房子入口會淹水。但這可不是設計不良，而是有效的隔絕，讓家從入口開始就是安全的屏障。但也因為鎮日忙於家裡秩序的建立，他們很容易著迷於各種家庭用品跟食物之中，雖然不一定擅長烹飪，但很堅持青菜、肉類、水果放在冰箱的位置不可錯亂；咖啡的防潮盒跟米的防潮箱絕對是兩種規格；不同大小房間的空氣清淨器，容量一定不同；孩子使用的玩具一定每天都消毒，口罩當然也是固定更換。

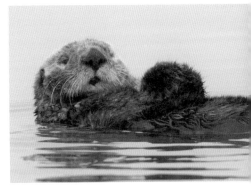

海獺

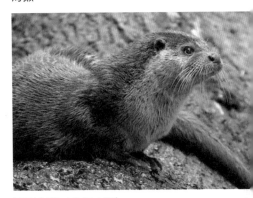

歐亞水獺（金門水獺）

當同住的家人打亂了他的次序，獺人通常都是溫柔地要求修正，像是一個棉花糖般的老好人。漸漸地，家人都變成了沙發上的馬鈴薯，而他還在暈頭轉向的整理房子，就為了讓大家過上他理想中和樂幸福的生活。

對於這樣的獺人，你千萬不能問他：「你不累嗎？」

蝴蝶家族對於疲累，都有種遲鈍感，特別是對於如此愛家的獺人。你需要問的是：「有什麼是我可以為你做的嗎？」他可能不太習慣你這樣提問，所以未必能回答你，甚至客氣地跟你說：「沒關係，我很好，一切我都可以處理。」但是你千萬要抓準時機，在他願意休息的時候送上全套的按摩，或是遠離家庭的一套下午茶，並且馬上坐在他的對面跟他說：「我現在就是需要你牽著我的手，跟我一起好好呼吸休息。」

休眠淨化的獺人，對於自己的身體……遲鈍到刻薄了。

獺人們老是覺得自己只要把環境打理好，就可以獲得新生，就會覺得舒服暢快。但是一覺醒來之後，看到被一起生活的家人弄亂的空間，就會再度失去理想的秩序。這樣周而復始的建立秩序、再被擾亂規範的生活，會讓一個休眠獺人陷入「我是不是一個沒用的人」的迴圈，因為可以做到的始終無法完成；已經完成的部分，他也不會用以鼓勵自己，然後一切又再度被弄亂。他沒想到自己的「規矩」，其實不是他人需要的「規範」。

面對休眠淨化獺人，我們要做的是「正向鼓勵他對家庭的付出，同時學習分擔家務」，跟「帶領他一起休息，一起面對家中不規矩的地方」。我們要用另一個角度提醒他 —— 這已經是我們一家人當下認為的和諧了，完美是下一階段的事，但是現在我們要享受當下，一起享受我們營造的家庭，而不是被未來的美好給綁架。樣品屋不是用來給家人住的，連銷售員也不會在那裡過夜！但～獺獺可能會有點戀戀不捨。關於他手中的消毒抹布，關於放在冰箱裡三天的青菜，關於水槽內沒洗的盤子，記得讓他知道你也會分擔，因為家人是共享「家」這個空間的人，不是他一個人的地盤而已。對他而言，「舒適的家絕對能帶給家人幸福」的想法，往往比一切都重要，重要到讓他忘了自己也是一個肉做的人。讓他離開物件，做回你的家人吧！做回健康的家人，而不是過勞的機器人。

美洲代表動物 —— 海獺

春花媽：「到底你是怎麼發現石頭可以用來打開牡蠣的啊？」

海獺：「當你真的很想吃，而且也發現真的很好吃，你就會找到方法幫

忙你自己了。」

春花媽：「你的小孩這麼小，也可以吃牡蠣嗎？」

海獺：「從小就吃過好東西的小孩，就會變成更好的小孩，做父母的一定要餵他們吃好、吃飽！」

台灣代表動物 —— 歐亞水獺（金門水獺）

春花媽：「現在生存的地方是不是都不太容易築巢呢？」

金門水獺：「泥土都變得太硬，敲不開！」

春花媽：「那怎麼辦？」

金門水獺：「現在我們都在找硬土的大裂縫，看可否放進一些草跟軟泥，讓大家都比較好躺。」

春花媽：「辛苦你了。」

金門水獺：「照顧家人不會辛苦的。」

春花媽小語
這是最後調養身體的關鍵時期，重視自己才能使周圍也能有健康的循環唷。

關鍵字
＃彈性 ＃創造 ＃秩序

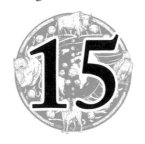

強風之月

日期：2/19～3/20

美洲代表動物：**美洲獅** ｜ 台灣代表動物：**台灣雲豹**

　　藥輪的第三個位置是：奧祕充滿的美洲獅人。是北方的第三個月亮，青蛙家族的族人。

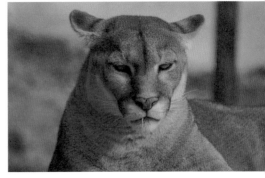

美洲獅

　　美洲獅人是「水」元素「青蛙家族」的第一位存有。

　　在世界各地的源起傳說之中，只要有美洲獅存在的部落，多數都把這個神祕強壯的動物視為自己的起源，通常是人的起源或是部族的起源，甚至有可能是帶來魔法的使者。

　　美洲獅優雅、敏捷、強大的存在感，是原始部落中人人都嚮往的求生品質。他可以暢快淋漓地追捕獵物，也可以安靜若石地不被發現，讓自己的存在有效地發揮到極致。

在藥輪中，獅們也持續發揮這樣的特質。你有想過為什麼美洲獅可以將自己的能力發揮到淋漓盡致嗎？因為他用全身去接收宇宙萬物的所有訊息，從風的味道到土的濕度，在所有動物忽略的細節中探索，各種事物的鏈接都被他看在眼裡。如此一來，身為一個獨行動物，他除了穩定生存，也可以保障族群的延續，因為在對的時間，高效地發揮自己，就不會被外在綁架。面對困難，他們永遠堅定地

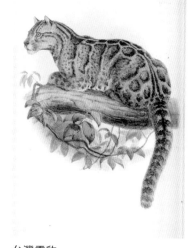

台灣雲豹

相信自己，因為活著能依靠的、以及第一個會出現的，只能是自己。

強風獅人擅長接受各種訊息 —— 埋藏在風中的味道、掩蓋在僵化的臉下的意圖，或是複雜情緒下真實的湧動，他都能一一探索。也因為不斷密集反覆的接受各種訊息，強風獅人會顯得略無中心，什麼都容易說好！像是一個透明的花瓶，放進怎樣的植物都好看，但是容器本身卻缺乏存在感。

但是擅長整合訊息的強風獅人，會完全活成另一種姿態，他會非常專注積極的蒐集各種有利於他生活的訊息，整合成最適合自己的方案，跟魔法師一樣神奇的展現出來。你察覺不到他前面的努力，輕鬆平凡的像是沒發生過，但是當成果展現的時候，你會發現眼前無色無味的強風人，突然變成你的頂頭上司，而且是最強勢的那種。因為他只專注於他的想要，他只想成為他想要成為的那種人，所以即便貴為領導，卻缺乏與人協商的能力，只想要透過成績來要求大家自己向前，並且陷入細節的挑剔，但是一般人都無法像他在相關的細節中，輕易的汰選出自己的

所能所需，所以強風更會覺得孤獨的前進才是王道。

強風獅會有如此強烈對比的表現，跟大貓科類的動物可以自由出入日夜有關。只要他們鎖定了目標，去調整自己、變得適合環境，對他們來說一點都不難。但也因為他們專注於面對環境，環境中的人或是跟不上他的他者，就會被環境跟獅人給淘汰。因為缺乏對人的體貼，獅兒們通常是因為「情緒失控」，才意識到自己已經匱乏或是疲累太久太久了。而當他奄奄一息躺在地上的時候，他還用力地在感受「眼前的訊息是什麼」、「我應該如何選擇才可以帶出最好的未來」。不在當下、迷戀未知、執意獨身向前，是獅人最讓人心疼的特質。

面對獅人的時候，我們要與他對談他所獲知的訊息。

他們通常不是小心眼的哆啦 A 夢，不論我們是大雄還是胖虎，他都會願意談談的。雖然他的語言未必溫柔，卻是大方的。我們可以試著用自己的角度，或是強調自己的困境來跟他討論。注意！是「討論」，不是「建議」唷。

獅人不是不會選擇，他只是要透過自己的確定，來肯定自己是安全的，因為那真的是他自己想要的，所以他無法妥協。面對一個把選擇、安全感與尊嚴融合的獅人，我們需要提供的是「關於我自己的訊息、關於你所不了解的我，其實可以是你的同路人，但是我不會妨礙你的前行」。這個對談可能會很久，可能會讓你與獅人有點對立，但是面對一個獅人，我們要試著在他的生命中成為一個小而堅實的存在，讓他不管是在生活裡或是自己迷路的時候，都還有點重心，不會變成一個行屍走肉的人。

強風的獅如果能以自己為錨，往世界的盡頭航行，就能瀟灑走一回。

美洲代表動物 ── 美洲獅

春花媽：「風裡面真的有訊息嗎？」

美洲獅：「你不懂才會這樣問的吧？你的全身與我相差無幾，不過我看你會用的不多，太浪費了。」

春花媽：「但是什麼都知道，不會很累嗎？」

美洲獅：「你會的這麼少就這麼怕累，等你都會用了，不就已經累死了！」

台灣代表動物 ── 台灣雲豹

春花媽：「你如何感覺自己還存在呢？」

台灣雲豹：「風啊，它的味道總是和我一樣，而我的味道一直都一樣。」

春花媽：「但是我知道你們越來越少了。」

台灣雲豹：「那你想知道的事情，是我不需要知道的事情。你知道的多，我也不會變多，少知道點，我們各自安好。」

春花媽小語
春風最旺盛之時，也是情緒滿溢的高峰。讓直覺踏實的感知，壯碩自己的豐盛。

關鍵字
曖昧 # 訊息 # 頓悟

Budding-Trees Moon

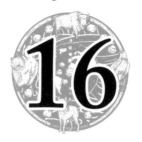

樹萌芽之月

日期：3/21 ～ 4/19

美洲代表動物：**紅隼** ｜ 台灣代表動物：**鳳頭蒼鷹**

藥輪月亮的第四個位置是：勇猛的樹萌芽。是改變正在發生的東方的第一個月亮，屬於雷鳥家族。

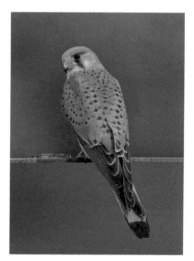

紅隼

紅隼人是「火」元素「雷鳥家族」的第一個存有，也是第一個出現的雷鳥家族。

他用超勇猛的出場氣勢，啟動整個東方之力的前進。樹萌芽隼人個性剛烈，他不一定要追求最終的勝利，但是「一定跟你拚到底」，所以想要跟他對著幹的人，要準備的不是勝負慾，而是需要續航力。與其說紅隼相信人定勝天，不如說他相信努力的自己，一定會透過過程中的用力追

趕，而感受到自己是個強大的存在！但也因為對結果不夠積極，容易給人眼高手低或是耐心不足的印象。

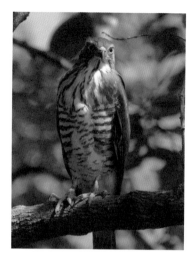

鳳頭蒼鷹

隼人對於喜歡的事物，有過度積極的趨勢；對於陌生的事物，有略高的好奇心，有時會因為冒險而受傷，但往往睡一覺醒來就忘記。教訓對他來說是課本上的事情，離開教室就忘光光了。好險他的忘性也比記性好，受了傷可憐的模樣也招人疼，所以總是會得到治療。因為會大聲且真誠的說謝謝，老給人一種二愣子的萌感，好像傻也是應該的感覺。面對他人的嘆氣時，隼人也只是對自己搖搖頭，然後又笑嘻嘻的去做一些他認為的冒險、我們眼中的傻事。

對樹萌芽隼人來說，讀萬卷書是別人會做的事，行萬里路他可以天天去，因為腳斷了再休息就好，休息夠了就可以再出發。冷冷的腳不可取，腳就是要拿來走到發燙的！

紅隼人用來試探這個世界真偽善惡的方法，是透過他的身體去碰撞來得到完整的答案。不過他嘗試出來的，往往是「適合自己的身體，但未必能連接心靈」的方式。這樣的隼人容易把刺激的快樂，當成自己幸福的標準。習慣過高的腎上腺素，會讓你在回歸平凡生活的時候，對自己的安靜感到焦慮。但是人總有需要跟自己相處的時候啊！親愛的隼隼，安靜不是要求，是人生風景常態的一部分。

對隼兒們來說，用他自己的標準獨自完整的做完、做好一件事情，在他的人生中可能是寥寥可數。因為有時候可以飛得很高而得以假想未來的樣態，可是一旦發現未來是單純、幸福的，他就會感到沒勁而更不

願意向前了。冒險真的才是他前進的動力！

　　至於有沒有夥伴，對於隼人來說並不重要，即使沒有冒險的夥伴，他也會衝。增加冒險的夥伴，就會遭遇危險的其他樣貌，因而增加很多風險。所以不如還是讓他用自己的方式去衝、去完成他自己的冒險，然後我們準備好急救站等他回來。

　　面對隼人，我們要準備好超凡的耐心跟穩定的信心，在他即將偏離軌道的時候，堅強地對他說：「我愛你，但是我知曉自己的能耐，我無法陪你去那邊。」在面對他的衝動和不確定的時候，你要跟他說：「你可以去玩，但是要『試著』注意安全，因為我會等你回來。試著不要把受傷當成遊戲，你受傷，我會很傷心，我也會跟著你一起痛的。」這樣隼人可能會注意一點，會比較仔細地看看頭頂上的泥土，到底是會幫助他生長？還是會壓垮他？

　　隼人不是故意輕忽自己的安危，真的只是他的眼睛長得太開了，無法同時專注在同一個地方！試著跟著他一起完整、完全地做好一件事情，讓他也能體會完整而完美的樂趣，樹萌芽隼人在這時候，也會有與勇敢結合的超凡表現唷！

　　頑皮的隼兒啊，逞強跟勇敢的「硬度」是不一樣的，老是用石頭打世界，大家都會痛啊。

美洲代表動物 ── 紅隼
春花媽：「為什麼一定要飛那種很瘦很小的縫？」
紅隼：「飛得過去就活得下去啊，比我小的縫連我媽都飛得過去。」

春花媽：「那你媽還在嘛？」

紅隼：「在啊，我看不到而已。」

春花媽：「蛤？」

台灣代表動物 —— 鳳頭蒼鷹

春花媽：「在天上飛的時候，你都在看什麼啊？」

鳳頭蒼鷹：「沒有在看什麼，就在飛啊。」

春花媽：「所以你什麼都沒想？」

鳳頭蒼鷹：「不用想啊，飛是用身體，又不是用腦袋。你好笨！」

春花媽小語
很多可能性正在發生，需要有效的統整再行動，才不會過度消耗自身。

關鍵字
衝動 # 樂觀 # 無懼

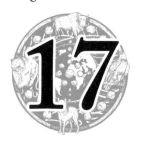

Frogs Return Moon

蛙回歸之月

日期：4/20 ～ 5/20

美洲代表動物：**河狸** ｜ 台灣代表動物：**台灣水鼩**

藥輪月亮的第五個位置是：務實的河狸人。是東方的第二個月亮，隸屬於海龜家族。

河狸人是「土」元素「海龜家族」中第二位登場的。河狸人穩穩地加強東方的改變，因為他們是生活在水裡面的土元素家族，深深知曉流動是自己穩定的證明。

河狸們一度在北美洲被滅絕。一是因為防水又保暖的毛皮，二是因為他整天在築壩蓋家，而河狸的家是可以截斷河流的堅固木建築，所以他們每天都在「啃」伐森林裡的樹。

河狸家的堅固，是層次井然的，包含自己的居所、孩子的房間，還有儲備食物的空間。當然家也不會只有一個進出口，安全規劃非常得宜。河狸建築師還考慮到建築體所能適應的水流大小，他們會預先留下

堅固的縫隙，並且固定補強結構。所以！所以！他們每天都會去啃樹！因此有些地方的人類拚命抓河狸，是為了保護樹木不要太快滅絕，並且確保河水不會因為河狸築家而導致淤積，因而影響下游生態。但是對河狸們來說，沒有什麼比建構一個「完美的家」更重要，也更需要去做的事了！

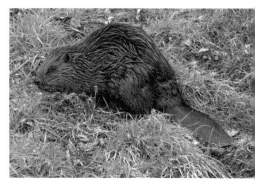

河狸

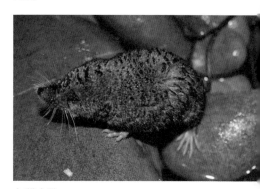

台灣水鼩

完美的家的要素包含：

一、我想得到的，就是大家需要的全部。

二、要依照我的方式完成所有的擺設，因為那就是整潔又正確的方式。

三、小孩的需求，都是我能理解而且可以回應安排的；如果不是，就要改。但是我生的小孩都會是我的小孩，我愛我的小孩。

四、這世界的任何意外都是錯誤，我可以修正我不精美的地方，但，我！家！就是最完美的天堂，天堂不會有意外。

五、我屋內屋外使用的任何東西，都是這世界上最棒、最美好，並與我最相襯的，因為全都是我選的。

六、不管是誰弄壞我家，我都可以修好，而且我會從源頭開始修。保障我家是我的責任，也是我的專長！我每天都固定備有乾燥的樹木，隨時可以修繕老去的結構，愛的責任就是永遠都為未來準備好！

你們知道嗎？

拆除一個河狸的家，是需要動用大型機器來協助的。還有，河狸蓋的水壩，除了協助自己過冬，也可以裨益同區的其他生物。雖然也會有阻礙水流的情況，但是說真的！河狸人的完美，是真的蠻完美的！所以你要跟他說他不好的地方，不如先認清自己有幾斤幾兩重吧！

　　看到這裡，你應該也能理解河狸人很擇自己的善，而且又極為固執。因為他們多數是在充滿愛與保護的家庭之中成長；或者說，他是相對比較受寵的孩子，所以很要求安全感的穩固建立。對於危害自己的事情有一點敏感，對於涉險不太感興趣；習慣在自己認識的訊息中，試探對方與自己親近的可能；發展一段關係很慢，但是一旦建立後會維持得非常長久。如果是在親密關係之中，剛認識河狸人時會覺得他很難溝通，在一起之後會發現他是媽媽型的愛人，把你寵上天了！河狸也喜歡把所有喜愛的事情都放在身邊展示，因為喜歡的東西隨時都看得到，感覺既安全又開心。河狸喜歡黏人的狗比獨立的貓多一點，但是如果他開始養貓，又會覺得那是全世界最適合自己、最棒的貓，連長相都超高級。

　　蛙回歸的河狸，其實是甜美的存在；有點老骨董的外表下，是深層多思的溫柔。雖然規矩好像有點多，但是一旦進了他家，買什麼東西總是會算你一份。在與河狸人相處的時候，我們很容易覺得自己也是河狸家的一份子，但是對於自己只能在特定範圍中表現得大方，又感到困惑。當你想要稍微拉開距離的時候，河狸又會把你拉回他覺得舒適的地方。相愛容易相處難，大概是河狸最常遇到的問題。

　　面對蛙回歸的河狸，我們要了解他所建構的秩序，其實也就是他價值觀的具體展現。與其把他當成整齊的家具來享受，不如好好問他「選擇的標準」考慮了多少面向，並從對談中讓他理解，他那張老派板凳真的古樸有味而且美麗，但是如果要長時間聊天，真的不適合脊椎側彎的

你。他的品味很棒且獨特，只不過你正好是他需求之外的另一種樣態而已，跟他的美感無關。

完美的河狸們啊！試著接受他人的幫助，也能成就事情的進展喔。偶爾退讓其實是進步唷，讓我們也能用我們覺得安全的方式靠近你，你一樣可以選擇誰能靠近你的啊！

美洲代表動物 —— 河狸

春花媽：「每天啃樹很快樂嗎？」

河狸：「不啃我的牙齒會痛啊！啃讓我健康又有用，對大家都好！」

春花媽：「但是樹好像沒有感覺很好？」

河狸：「他又不住我家。」

台灣代表動物 —— 台灣水鼩

春花媽：「你還在嗎？」

水鼩：「在水與陸交界地方，我在啊！你不能活的地方，我活得很自在。」

春花媽小語
將你的善良變成一種介紹自己的方式，而不是丈量你跟世界距離的尺。

關鍵字
務實 # 沉默 # 投入

玉米種植之月

日期：5/21～6/20

美洲代表動物：**鹿、白尾鹿** | 台灣代表動物：**梅花鹿**

　　藥輪月亮的第六個位置是：優雅的鹿。是東方第三個月亮，是東方之力成熟的展現，也是蝴蝶家族的夥伴。

　　玉米在整個美洲大地，都是不同種族的重要作物，因而有許多形式的玉米神或是玉米女神。根據傳統的種植法，六月是種植玉米的最後一個好季節，因為不同品種玉米所需的成熟期，從一百至一百五十天都有，是冬天用來累積存糧的最佳農作物。

　　玉米隨著哥倫布的船傳到歐洲，後來又到了中國，顏色跟品種都隨著土地與時間而有所改變。如今玉米已經變成世界最重要的經濟作物

鹿

白尾鹿

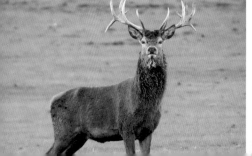

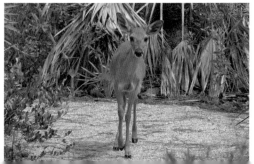

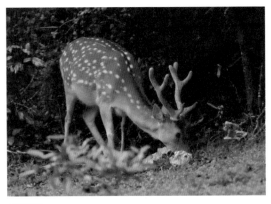

梅花鹿

之一,從人的食物到動物吃的飼料,都有玉米的蹤跡。目前它也是世界上除了水稻與小麥之外,完全無法忽視的經濟作物。玉米的身體結構可以適應各種地形氣溫來生存,這同時也彰顯了玉米鹿人的特質

——「到哪裡都可以活出自己最優雅的狀態」。透過適應環境來強化自己的體質,讓改變直接轉化為價值,省力的活著,好持續拓展空間。

　　人的身體是我們在面對外界時的媒介,沒有任何存在可以不通過我們的肉體而接觸我們。我們的身體,會根據天氣冷熱或是不同的活動狀態而改變自己的樣態,但我們內在的本質還是一樣的。藥輪走到「玉米種植」之月,是根據之前的月亮從北方意識發展到東方肉體的展現。如果你知道自己由內而外的發展,其實是基於你的使命,你就能理解出生在這個月份的你,其實有著很多變化的型態。許多看似漫不經心的行為,都是為了用各種形式去觸碰環境,好讓自己長出最適合環境的樣子,好好安放自己的身體。但是也請你問問自己,是不是耐心不足?總是見獵心喜?好奇心大過貓,卻缺乏有力的身體冒險?你真的有好好觀察現在的環境給你的訊息嗎?還是我們總是取巧地在發現自己可以生長的空間時,就散漫了呢?

　　親愛的玉米鹿啊,你真的要好好問自己,我們是否真的有「好好善待自己的身體」?是不是把玉米搞成爆米花?那樣的我們不會更好看,只會讓夏季的炎熱更無情的曬傷自己。太陽每天都升起照亮我們,不是

到夏天才傷人的。

如果你在生命中常常感受到鹿，或是玉米種植之月相關的訊息，你可以問問自己：「你有坦然地跟自己的身體與心靈相處嗎？」不要用情緒的手段來轉移焦點，你有沒有想過，你只是很寂寞的想要跟自己更靠近呢？

面對玉米鹿，我們要做的事就是跟著他前進，然後放慢速度給他看，讓他也要適應你的速度，你們才能一起前進。偶爾他表現得有點漫不經心，那是因為他又被其他的事情給吸引了，此時要溫柔的提醒他：「我是重要的，我是需要你保護與陪伴的。」而玉米鹿人也是最重要的，因為唯有重視自己，他才能妥善發揮自己的能力，也才能繼續保護你。

請玉米鹿給自己一個深深緊緊的擁抱，由外而內傳遞給自己優雅的力量。

美洲代表動物 —— 白尾鹿

春花媽：「你在這邊好嗎？」

白尾鹿：「當然是好才能像這樣生活著啊！你覺得你的腳可以這樣走多久呢？」

春花媽：「應該無法撐過一個日夜吧！」

白尾鹿：「所以啊，我們讓我們自己長得很適合活在這裡啊。這裡的雪突破不了我們的皮毛，這裡的地再陡，我們的腳都會安穩的站好。你的腳就算可以抓地，也不及我們的平衡好啊！」

春花媽：「確實啊，確實啊！你們用你們的身體適應土地，優雅的行走

著，常常讓我看得入迷了。」

白尾鹿：「我們是這片冰雪中移動的美。」

台灣代表動物 —— 梅花鹿

春花媽：「你覺得為什麼你會是夏天最後的代表呢？」

梅花鹿：「你分得出來，夏天的我跟冬天的我不同的地方嗎？」

春花媽：「胖瘦？」

梅花鹿：「毛啊，還有角啊。」

春花媽：「我知道你們會因為熱而換毛，那角呢？」

梅花鹿：「我們的角在最熱的時候長出來，我們會慢慢磨掉上面的毛好吸引母鹿注意啊！所以這是我們在整個春天和夏天，累積的身體能量展現啊！我們知道什麼時候才是自己最好的發揮啊！」

春花媽小語
坦然地跟自己的身體與心靈相處，不要讓習慣和情緒轉移焦點，忘了自己真實的需求。

關鍵字
肉體 # 豐盛 # 善變

Strong Sun Moon

烈日之月

日期：6/21 ～ 7/22

美洲代表動物：**啄木鳥** ｜ 台灣代表動物：**大赤啄木鳥**

藥輪月亮的第七個位置是：啄木鳥媽媽。是踏入溫暖多情的南方的第一個月亮，是青蛙的族人。

啄木鳥人是「水」元素的「青蛙家族」，是整個藥輪中第二次出現的青蛙。

啄木鳥喜歡到處藏食物，常常被誤會是醫生。他其實不會治病，但一樣是慈悲大愛的師姐，因為他到處安放食物，為了自己，也為了過冬。但是

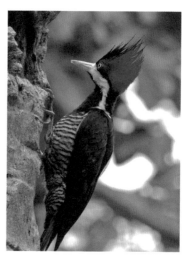

啄木鳥

因為他擁有的太豐富了，所以他的存糧也幫助了其他動物，像是松鼠等。而他儲備的種子，有時候被啄木鳥人遺忘在豐沛的土裡，或是跨區

19
烈
日

的其他樹上，這些種子都有可能在大地的照撫下，拉芽生長，讓森林更為豐盛。啄木鳥的食物會長出更多的食物。就像我們回外婆家，雞吃完還有魚，魚還沒吃完，滷肉已經香到讓你怨恨自己在一開始就吞了半隻雞，而阿嬤還端著一鍋熱騰騰的佛跳牆，問你有沒有吃飽，彷彿餐桌上的食物是一場幻覺，而你的胃會變魔術。然後啄木鳥還有滿森林的存糧想要跟你分享。

　　烈日啄木鳥就是這樣巨大而壓倒性的存在。他們有著強烈的觀察力，會在你不舒服前先幫你疼痛；在你遺憾的時候，流的眼淚比你的更大滴；在你覺得自己可憐的時候，讓你覺得後面其實還有人更鳥、更悲哀。啄木鳥人是一個太溫暖的存在，溫暖到有點燙燙的，但是他還繼續調高他的瓦數照亮你的悲傷、細數你的遺憾，將你的痛苦稀釋在他的溫柔裡，然後希望你按他的標準過活，好逃避憂傷的侵襲，因為他正安慰著我們，提供我們力量。但……其實我們還是會痛，而他也會幫我們痛。每一個啄木鳥媽媽都太擔憂我們遭受傷害，卻沒思考到，他過於周全的保護，其實會隔絕我們面對痛苦的機會。而當我們看到烈日啄木鳥不顧一切的犧牲時，又很難阻擋他的善良。那樣絕美的犧牲，好像是他天生的姿態，於是我們的生命中都會擁有一個自己的媽媽跟啄木鳥媽媽，兩個媽媽我們都不親，但～很現實的，緊急聯絡人……都會填他們。

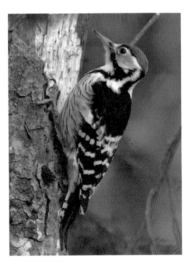

大赤啄木鳥

　　啄木鳥人真的很喜歡、也很擅長照顧他者。啄木鳥夫妻一胎生六到十五

隻，存活率超過六成，重視有效率的哺育鳥小孩，也喜歡照顧同類。啄木鳥人的人生經驗，以創造有效的行動跟散播他的愛為主軸，他不在意自己付出多少，他在意的是，「當他對你付出的時候，你感受到多少」。你可以給予少少的回饋，也可以反抗他對你的付出，但是！不·要·沒·有·反·應！當你漠視、忽略他的存在時，啄木鳥人媽媽會比空窗期的人類母親還要憂慮，他會憂慮到無法跟自己相處，也無法安於現狀，一下否定自己的付出，一下又想要改變以迎合你的需求。在裡外不是人的狀態下，很容易一次爆發出所有的新仇舊恨，不是你惹他的事情，也都變成是你的錯了……這種颱風可是很大尾的！

當一個深深疼愛我們的啄木鳥人，或者說一個很願意付出的啄木鳥人，卻突然變成一個計較不已的正常人，我們的不適應就是當下的正常情緒顯化，但是對他來說，是打開他自己情緒猛獸的開關。他不能明白你為什麼不知感恩，啄木鳥人會時時回味此刻的失敗，要你為他負責，然後這個很照顧你的知己，突然間就變成最要求你的熟悉的陌生人，於是你們可能就再也不是彼此的朋友了。因為你的痛苦都清楚地登記在他的媽媽手冊裡，他很清楚怎樣能讓你痛不欲生；但是當他在反擊你的時候，你很痛，他則是又痛又急，他不想傷害你，又無法阻擋自己的憤怒。其實……對你怒吼的啄木鳥媽媽，他最想傷害的……是讓你受傷的自己！

因為……他深深恨著自己無法好好愛人。

面對烈日啄木鳥，有機會在開始就好好說明自己的需求。過多的愛要禮貌的歸還；如果來不及拒絕，適度地保持距離，讓文明的外殼取代親密的傷害，會是讓雙方相處起來都感到舒服的關鍵。

親愛的啄木鳥，不當個媽媽，你還是美麗而獨特的存在唷～因為你

就是你本人最熱情的展現啊！

美洲代表動物 ── 啄木鳥

春花媽：「你的寶寶都好嗎？」

啄木鳥開心的說：「很好啊，今年這胎超會吃的，我都差點來不及回來餵他們！呵呵。」

春花媽：「那你自己有吃飽嗎？」

啄木鳥：「啊～他們又餓了，不跟你講話了，有空再說唷，先掰掰。」

台灣代表動物 ── 大赤啄木鳥

春花媽：「大家都以為你會照顧樹。」

大赤啄木鳥：「樹會自己照顧自己，我要去照顧那些需要我照顧的動物啊。」

春花媽：「他們這麼多，你不累嗎？」

大赤啄木鳥：「可以付出才不會累，當我飛翔的時候，聽到他們呼喊我的聲音，開心得都抖了起來。」

春花媽小語
過多的期待，就是累積不平衡關係的開始，那到底應該檢討誰呢？

關鍵字
比較 # 母性 # 反擊

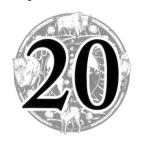

Ripe Berries Moon

採莓之月

日期：7/23 ～ 8/22

美洲代表動物：**鱘魚** ｜ 台灣代表動物：**巴式銀鮈**

藥輪月亮的第八個位置是：堅硬的鱘魚人。是南方的第二個月亮，隸屬於雷鳥家族。

鱘魚人是「火」元素的「雷鳥家族」，在藥輪中雷鳥家族的第二次亮相。

身為火的雷鳥家族卻是水族的夥伴，可想而知，這一個深藏不露的雷鳥鱘魚，是多麼衝突的存在！

鱘魚有著非常堅硬的外皮，多數動物選擇將堅硬的特質，變成維持身體的骨頭來支撐自己，但鱘魚的選擇是讓硬化的骨質布滿全身，以保護自己脆弱的身體。因為他相信將所有的堅硬，一層一層鋪在自己的外皮，讓自己顯露於外的部分都無懈可擊的強壯，只要無人敢輕易嘗試挑戰，就可以保障他的內在。也因為這樣的想法，他的外在不斷地強化，但是內在的鱘魚一直都是柔軟到趨於脆弱，甚至是一吹即倒。

20 採莓

我們很難窺探採莓鱘魚人的內心。我們往往以為自己看到什麼，但那不過是冰山一角，當我們想要更深入時，就會發現阻隔我們跟鱘魚的距離永遠是一樣的。當我們前進，他就退後了；當我們退後，他只會保持文明有禮貌的距離，但是不會變得更親密。

　　要能在採莓鱘魚人身邊待得下去，需要時間來證明我們的忠誠，我們是無害的。不是因為我們不夠善良而被懷疑，而是⋯⋯鱘魚人相信，「傷害」遠比「相信愛」多得多。傷害才是這世界的硬道理、真實的公平。不是因為他沒被愛過，而是從小到大關於受傷的記憶，是一個接連一個的，是堅固的鏈結，而且還牢牢上鎖。三歲時媽媽的拉耳朵、八歲時爸爸忘了接他回家、十二歲時被嘲笑的青春痘、高中的失戀、大學被當的學科、剛進公司就被誤會偷懶⋯⋯等等，一個個傷口宛如千層蛋糕般地堆砌在他的生命裡，以及他跟你之間的生命。

　　鱘魚為了求生而讓自己的外皮變得太硬，所以一旦受傷，會形成很難、很難消除的疤痕。他自己還有每個人，每一天經過都·會·看·見！用不著他人的看見來提醒鱘魚人，他自己每天勤勞無休的蓋上遮瑕霜，都是在提醒自己受過傷的事實。他所追求的榮耀是無傷、無瑕、無錯，那是再怎麼努力都已經無法實踐的自己。所以他不喜歡自己，討厭自己的一切的弱點，討厭傷疤證明他失敗的過去。

　　採莓鱘魚人太怕痛了，但這只是一個傳說，因為他們表現得一點都不怕痛。實際上，鱘魚人怕到不想相信別人，也⋯⋯不願意相信自己。

　　這種強烈的質疑感拉扯著他自己。他們通常擁有不錯的外貌，但是

鱘魚

巴式銀鮈

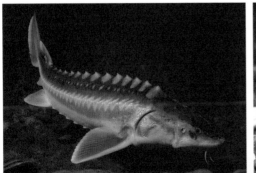
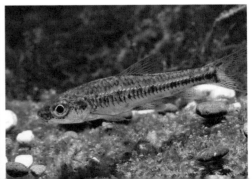

不太會笑。不是對幽默無所感覺，而是痛苦太容易發生，笑不能被看破，痛也不能哭出聲。再好的皮囊對他來說，只求能維持距離來避免無謂的展示，讓自己減少受傷的可能。他們汲汲營營地用鴨子划水的姿態保護自己，深怕自己的弱點在哪個鬆懈的片刻被發現，其實他們的包包裡，最多的是各式各樣的止痛藥。你以為他為大家準備好了，但他其實只是不想成為犯錯的人 —— 犯錯而被發現的人。

採莓鱘魚人不斷填充武裝他外表的強壯，卻太不願意往自己內心多探索一點點。因為一點點的探問，受傷的記憶可能就會傾巢而出，讓他無法思考為什麼自己這麼怕痛，所以他只好繼續想著：「我這輩子都不要再受傷了！」於是他們的皮厚到對一切都麻木了，無法回應當下，也無法面對過去。未來再美，他也只能看到包裹嚴密的自己，一個人走在寒風之中。因為對他來說，這樣感覺最安全。

這個在秋天出生的孩子，忘了自己生來就是甜美的果實，可以給自己養分，也可以裨益眾生。採莓人通常是耀眼的存在，他們樂於幫助別人，擅長建構有效的關係與方法。當我們需要採莓鱘魚人的時候，保持距離的提出要求，顯示我們需要他協助問題，但不需要請他展現情感的溫度，他會因為你的禮貌而感到安全，但是你們的距離也會讓他維持原本的樣子。說謝謝的人低著頭，並不會看到對我們付出的人是如何辛勞的，這真的是好的感謝嗎？但是，如果你在沒有允許的狀態下太靠近採莓人，破壞了他建構的規範和距離，而瓦解鱘魚跟自己的心的距離，就有可能會被風暴襲擊唷！即便這個風暴也會把自己摧毀，但他不給外界一絲一毫使自己受傷的機會。

面對採莓鱘魚人，一是透過時間來證明自己的無傷，二是坦然地分享自己的脆弱，讓他明白脆弱只是人生的一個過程，感謝他陪伴你度

過；而且如果有機會，你也希望自己是守護他的一環。記得，是「守護」，而不是「陪伴」唷！請讓他清楚的明白你忠誠的心意，不是一時意亂情迷的語言而已。當然！對任何一個雷鳥許下諾言都請慎重，對於背叛，一次就會致命。

鱒魚人們，你那文明的距離感，會讓你錯失幫助他人的機會。真實的表露自己，反而可以讓彼此都自在唷。

美洲代表動物 —— 鱒魚

春花媽：「長這麼硬，游泳不會比較累嗎？」

鱒魚：「我越硬越大，大家就都不會靠近我了！」

春花媽：「但是人們很愛抓你，你都要滅絕了。」

鱒魚：「人類到哪裡都是會傷害人的東西！你們不怕痛嗎？不知道痛會痛死的嗎？」

台灣代表動物 —— 巴式銀鮈

春花媽：「為什麼老把自己藏在灰灰的水裡面呢？」

巴氏銀鮈：「不被看見才自由。」

春花媽小語
事情沒有這麼簡單，但挑戰必有收穫，用全部的自己來解題吧！

關鍵字
逞強 # 祕密 # 榮譽

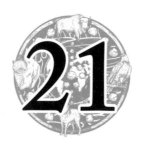

收穫之月

日期：8/23 ～ 9/22

美洲代表動物：**棕熊**｜台灣代表動物：**穿山甲**

藥輪月亮的第九個位置是：棕熊人。是多情豐盛的南方第三個月亮，是海龜的夥伴。

棕熊人是「土」元素的「海龜家族」。正面應證秋天的豐盛，是從頭到尾皆有成果的。棕熊善於囤積物件，他會從生活的範圍之中一一累積自己想要的或是感興趣的。台灣的山中小屋常有台灣黑熊闖入的消息，但是以真正停留在山上的時間，以及跟我們的使用密度相比的話，黑熊才是真的地主吧！

海龜棕熊人是南方最後的月亮，也是海龜家族在藥輪中最後一次的出現，是成熟狀態的表徵。回到海龜所挾帶的豐盛物質力，在棕熊人身上有很明顯的發揮。棕熊人會結合自己擅長收納的本事，將他以前的所有紀念物品、現在需要的物件，以及防範未來變異的預備品，全都一一歸

**21
收穫**

檔收納起來。海龜棕熊的豐盛是超越時間的累積，簡單地說，就是「太多了」！然後他還在熱情地繼續蒐集……

　　雖然我們未必看得懂他的收納規範，但是在我們看來擁擠、他卻覺得整齊的小天地中，他會真實感受到自己的富足，並且會持續、不斷地擴充自己的所愛，讓空間中不斷、反覆、具體的充滿，這同時也是他在「展示」自己喜愛的物件。但前提當然是，有幸的人才能看到他豐盛且近於瘋狂的收藏。雖然我們可能不懂他收藏一整個抽屜的落葉，與滿牆的複製油畫的相通之處，但是他會滔滔不絕的跟你分享他的世界中，是如何井然有序地相連。當然他也是文明的，他會察覺你的不解或是不耐，禮貌的停歇自己過分的狂熱，等到你走開之後，他再回到他的遊戲間繼續玩樂。

　　棕熊人的人生向來都由他自己說了算。他成功的程度、他勞作付出的節奏，都在他自己的規劃之中。他對自己很公平，要怎麼付出，就那麼栽，然後面對成果、享受成果；適當的休息就是他對自己的犒賞，也是他檢視自己甜美成果的時刻。相對來說，你想要用你的成功來碾壓棕熊的成就，他只會對你的行為露出禮貌的恥笑。換句話說，你的問題，他不太會解決，但也可能擅長解決。你的成功，他不太欣賞時，千萬不要拿來佔用他的時間。對棕熊來說 ──「你真的好麻煩唷～」

　　豐盛的棕熊同時也提醒我們，在秋天最後一個月，要好好檢視自己目前的物質狀況是否足以協助過冬，我們積累的資源是否真的可以裨益

棕熊

穿山甲

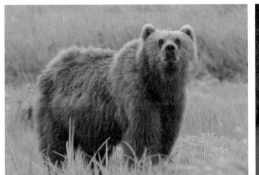

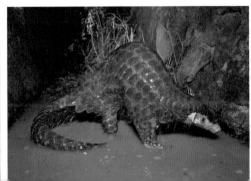

未來的生活。在台灣，冬天也許不是明顯的考驗，但是過年的紅包金額多寡，是會具體掏空你的努力的！所以為了自己好，在這個月真的要好好打算。

棕熊是這方面的強手，雖然偶爾會因為喜歡的東西太吸引人，不小心花了太多錢。他會對自己和別人這麼說：「我現在都是在投資自己。」但是在時間還有餘裕的時候，他會起身奮鬥，為了更豐盛而更加賣命努力；如果時間不夠他努力，他也會謹慎地縮衣節食，等待下一個豐盛的時間點。所以他們有時候看起來有點極端，但～那是因為棕熊十分明白，要如何考量時間跟空間因素，並配合自己狀態的效益，讓自己最省力地發揮。那種感覺就像是拿到算盤之後，這輩子只練過加法的感覺。

面對收穫棕熊人，我們可以從他的巨大豐盛而學會善待自己，但是不要過分寵溺自己，我們也可以學習他對自己好奇心負責的態度。這世代的資深公民之中，很爽快願意開始使用手機的，多數應該是棕熊人，因為他們樂於讓自己從開始到最後，都是懂得享受、願意與時俱進的人。跟上這世界的方法，不是被潮流評價，而是理解自己在潮流之中的樣態，讓自己獲得公平的對待，然後以「舒服」為標準，讓自己好活。當一個用力生活、努力享受的人，棕熊是做得相當到位的啊～

棕熊人擅長營造平衡感，但那對我們而言未必是和諧的腳步，所以你不妨大方地直說，自己並不喜歡這樣被對待。因為當他明瞭你無法跟上他的節奏，他就會輕輕地將你放下，然後繼續端著自己平衡前進。除了棕熊人以外的所有人，如果不是共同興趣的觀看者，不過就是世界上最庸俗的人之一罷了，少認識一個並不可惜。但他不會因此而顯得傲慢，所以在我們被看不起的時候，也不會感到不舒服，頂多覺得他真的有點怪而已。

棕熊孩子啊，你的平衡有時也是在標誌你的失衡，有時候請換個角度看世界吧！

美洲代表動物 —— 棕熊

春花媽：「為什麼有時候要睡這麼久？」

棕熊：「因為外面這麼冷，再努力也找不到太多食物，用力活著太浪費，輕鬆過就好。」

春花媽：「萬一不小心餓死怎麼辦？」

棕熊：「你所擔心的，不是會為難我的事情。」

台灣代表動物 —— 穿山甲

春花媽：「你尾巴這麼大，真的適合行動嗎？」

穿山甲：「這是我用來平衡很重要的部位啊，不然光靠我的手是爬不上樹的。你以為樹跟路一樣，都是平的啊？」

春花媽：「所以你不走平路？」

穿山甲：「我走我喜歡的路。」

春花媽小語
投資必有收穫是你簡單的信念，但卻也是把人看得太簡單的標準。

關鍵字
自我 # 規律 # 隔絕

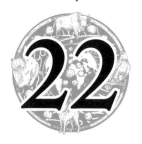

群鴨飛遷之月

日期：9/23～10/23

美洲代表動物：**渡鴉** | 台灣代表動物：**星鴉**

藥輪月亮的第十個位置是：渡鴉人。是西方開始的第一個月亮，也是最後一個出現的蝴蝶家族夥伴。

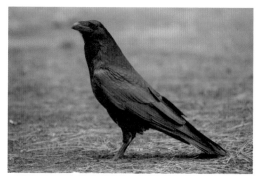

渡鴉

渡鴉在多數的創世神話中，往往扮演一個重要的使命 ——「帶來光明火種的使者」。因為他從天界盜火來到人間。

傳說渡鴉因為盜火而被燒成黑炭色。也有些版本說，渡鴉因此被薰成深咖啡，只有留下一點點白毛，證明他們原本的顏色。還有些故事說，渡鴉把火偷回天界，而成為人間的叛徒。

這樣二元對立的說法，讓渡鴉人延伸成為極端追求公平的代表。

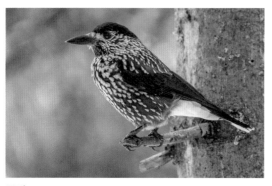

星鴉

渡鴉在人間與天界中來回，互相傳遞彼此的訊息，試圖營造雙方都公平的日子。渡鴉祝福人間可以透過實踐天界的使命，而能過上更好的生活；他也希望天界可以更為垂憐人間，不要動不動就降下懲罰，於是常常擺盪在兩種極端之中。蝴蝶渡鴉人「很不擅長下決定」！他一方面擔心自己傷害人，另一方面又怕自己做錯事，影響自己又影響別人；光是思考怎樣才能公平又不犯錯，都等到世代更迭了……

　　溫柔的蝴蝶渡鴉人，換一個角度來說，其實具有一種先烈的特質。當他們知道這世界優化的方式可以帶給群體更多的利益時，他們就會透過自己率先示範如何變好；這時總會有些批評他們利用自己的優勢，偷盜群體利益的聲音！他們未必會反擊這樣的說法，因為他們自己確實有享受到，但是他更想說的是：「變好不是一種騙局，大家都有機會變得更好！」穿梭兩界磨練出來的視角以及隨時能高飛的視野，是他能洞燭先機的原因，所有成果都是他努力飛出來的。但是沒有收穫的人總是站在受害者的角度，痛罵渡鴉的貪婪。渡鴉知道的真理，一說再說，也無法拯救貧乏人的匱乏心態，反而讓渡鴉人形成了不食人間煙火的富二代形象。我們其實也忘記了，蝴蝶渡鴉多數也是苦窯出身的孩子，只是為了要用力適應這個變化快速的世界，他們可能有著搶眼的容貌或是好腦筋，因為唯有醒目，他們才可以更快獲得資訊，為這世界帶來轉機！
　　但是偉大的人，如果不是用慈悲善良的方式前進，看起來都太像壞

人。核武終結了二戰，卻開啟了更多的爭奪，這到底是好事還是壞事？渡鴉常常會問自己：「這件好事，到底哪裡出錯了？」所以真實的渡鴉雖然很努力，但其實很自卑，而且擅長打擊自己，過分檢討自己的錯誤，讓自己在錯誤的陰影下，向永遠追不上的標準道歉。他對自己嚴格的狠心，並不會輕易地展露於世，因為身為一個渡鴉人，為了追求群眾最大的利益，他不會停在原地等待機會。蝴蝶渡鴉始終會往最佳的路徑奮力地飛行。

渡鴉是蝴蝶族群的最後一個月亮，他們有著蝴蝶的輕巧，也具有蝴蝶缺乏穩定的特質。雖然他的翅膀比蝴蝶大得多，但是他是機會主義者，在任何擁有進食或是掠奪的機會時，就算要跟敵人合作，他們也會去嘗試。很多狼與渡鴉攜手打獵的案例，在各地層出不窮。對渡鴉來說，如果可以穩定的讓生活維持水準並且持續增加利益，冒險不過是考驗自己的能力，並非難事。而渡鴉在世界各地的多樣性表現，也證明他們從高山到平地都可以生存，即使偶爾被人豢養，他也能利用挑食來輕易馴服主人。聰明不過是他們累世基因優化的基本配備。

面對渡鴉人的標準，不管他是用善的標準衡量你的不周全，或是用惡的顏色渲染你的善意，你都只需要穩定的存在。等到他把他的尺用盡，他才能好好地看著你，理解你的存在並不是一種威脅，只是陌生讓他先恐慌了，因為那不是他習慣的優化過程。陌生訊息等同於他不拿手的領域，先湧出來過多的負面情緒，是他保護自己的方式，所以，請～給他多一點耐心。斂下翅膀，他其實是可愛的大鳥啊！最後提醒大家一個可愛的誤區：雖說渡鴉是為了群體，請記得先釐清，你是在群體內的嗎？你跟他一樣，是完全不管自己樣貌，也願意為了世界的進步而努力付出的人嗎？如果你不是，那就不要靠近，你一定會被啄頭的！

渡鴉人啊，請你在用你的尺丈量這個世界的時候，稍稍回想一下不用尺的你，其實也活了很久了。你所不習慣的，不是你不會的，真的只是不習慣而已。

美洲代表動物 ── 渡鴉

春花媽：「你為什麼願意跟人一起生活呢？」

渡鴉：「他又沒有對我不好，我想幹嘛就幹嘛。」

春花媽：「但是你這樣，就不能自由地飛了。」

渡鴉：「我想飛的時候還是會飛，他也不一定會發現我已經會飛了。」

台灣代表動物 ── 星鴉

春花媽：「為什麼都要一起打別的鳥呢？」

星鴉：「因為一起吃，最好吃。」

春花媽：「但是大家一起吃，如果你沒吃到呢？」

星鴉：「這樣我們就會再一起去打鳥。大家都知道的事，要打一起打、要吃一起吃，一定都是這樣的。」

春花媽小語
即將到來的改變，是可以帶來平衡的，請好好活著享受當下，快樂馬上就來。

關鍵字
先烈 # 優化 # 公平

結凍之月

日期：10/24～11/21

美洲代表動物：蛇｜ 台灣代表動物：金絲蛇

藥輪月亮的第十一個位置是：蛇人。是西方的第二個月亮，青蛙家族在藥輪中最後出現的族人。

蛇人是「水」元素，是「青蛙家族」的夥伴，也是最後出場的青蛙族人。請大家稍微回想，他在原始的傳說中是「掀起分裂的源頭」，然後被放入了青蛙族群。這就是結凍之月常常會有的狀態 ——「誤解」。

讓我們稍微回到故事中的蛇來看看。他不過是站在自己的經驗中，說出他知道的真實。那他跟青蛙的立場有不一樣嗎？但……不管伊甸園或是青蛙，都把蛇視為邪惡的引導，讓現實失衡、使我們犯錯，所以結論是：「說實話的人有錯嗎？」那從《三字經》到愛的小手，從小到大都教育我們要誠實，這也是一種謊言嗎？從自己的經驗說出自己所知道的，不是很正常的嗎？為什麼這是一種錯誤呢？

我們也一直被教育著要「做自己」，但是從入學開始就迎接寫不完

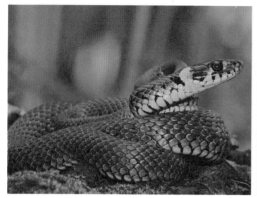
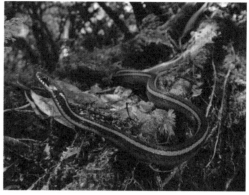

蛇 　　　　　　　　　　　　　　　　　金絲蛇

的考卷，永遠不確定填的志願是否是自己喜歡的，而唸完四年大學，工作的性質多數跟所學無關。「到底做自己，是當我自己？還是做這個環境需要的小螺絲釘呢？」你想過了嗎？

　　早慧多智的蛇人很早就理解，人們常說一套、做一套。因為他很安靜地觀察這個世界的「矛盾」，然後用簡單中性的語言去試探他人的心意，同時也確認對方的水準。接下來就是在對的時間去要求對方，以獲得需要的事物，然後繼續安靜低調地活下去就好。對他來說，對這世界有期待，不管是期待公平或是希望，都比童話故事還天真。他已經將童話故事的內容深深地留在幼稚園裡，並沒有天真的持續相信。

　　結凍蛇人會不斷地蛻皮，看似無痛無病無表情的他們，每一次蛻皮都是重生的過程。只有他自己知道，為了成長，他由內而外經歷了多少辛苦；每一次的變化都是有意義的，他的疼痛不會白費。但是沒有人在意他的成長，因為被注意到的人，就必須成為社會中的一部分，而不是成為自己。他因為理解自己而選擇有策略的存活，浪費只能留給自己、不能留給世界，這是多數結凍蛇人總是帶有神祕感，或是有點太實際的原因。

而這個神祕感之於結凍蛇人本身，其實也是一場誤解。

　　對蛇人來說，每一次的成長都宛如走了一趟鬼門關，這是因為成長的代價，就是一次次靠近死亡的疼痛。所以他的傷、他的痛，不用費心急著處理。「因為令我受傷的事情，會源源不絕的來，這世界的善意都是童話，活著本來就是痛苦連接痛苦到死亡的過程。」這是他的信念。

　　於是蛇人變成自己最親密的陌生人，因為他不相信有人會像他離死亡這麼近、這麼痛苦的活著。結凍蛇人習慣了高壓的痛苦，解釋痛苦並不會讓痛緩解，別人的安慰也不過是證明他活得比我好；而且對蛇人來說，他所知道的世界是「別人對自己不友善是正常的，我生下來就應該遭受這樣的待遇」。說自己過得好，就是在說謊。

　　蛇人可能會經歷多一點坎坷的經驗：長得好看會被排擠，長得醜被討厭是正常。於是覺得人類就是因為作孽才會來到地球上，人類對什麼都不友善，只會掠奪；身為人類，我很可恥。蛇銳利的眼睛，總是會看到世界歪斜的深處。對他來說，「善良」是童話故事與現實世界的區別，而人人都活在蛇看得清清楚楚的現實世界裡。

　　每一條蛇把作夢的能力凍結在古老的年代裡，因為蛇很早、很早、很早就被汙名化了，而他也習慣自己是不被人所喜歡的動物。總是被不喜歡自己的人環繞，誰會想要喜歡自己？做那樣的自己，有什麼差別嗎？

　　越是在表面顯得跟這世界有共識，就不會再被拖出來處決了。自己殺死自己不那麼痛，被他人凌遲，則是一刀一寸、見血刮骨的哀鳴，這是每一條蛇都看過的夢境，而他也相信那是他的終局。

　　「沒有人會救蛇的」，他每天睡前都這樣提醒自己：「我是不值得

被愛的。」這是當他被愛時，因為害怕失去而為自己預留的定心咒。於是這世界的人都沒看過蛇的眼淚，因此就以為蛇不會哭，沒有心肝，沒有情感。

這是真的嗎？我們是不是都讓被誤解的蛇，給捆綁到看不見眼前真心的蛇人了呢？

面對蛇人，需要像一盞燈，陪他在深層的情緒誤解中，一一去看見。記住！先看見就好。別忘了，他也是情緒大師青蛙的族人，他們超凡的誤解力，可以把自己拉到最極端的位置，再把自己重重的摔下，層層阻斷你探索他的路徑。這看似強力的隔絕，其實是他彆扭的求救，我們能解開誤會，看到他的眼淚嗎？

結凍的蛇人跟我們一樣有感覺，有溫度，也有血液，只是誤以為自己沒價值、不值得被愛，才會用低溫去阻斷很多感覺，動不動就讓自己失去與外界的聯繫。如果他們能有些溫暖的體驗，就不用被自己誤解的判斷給評價。

消滅自己，是他給他深愛的世界最真心的奉獻。

他會輕易地瓦解自己。為此，當我們越了解結凍蛇人，請你跟他說，即便在南極，也不會永遠都是黑夜，白天終究會因為你的耐心等待而照耀蛇的存在。一如現在看著蛇人的你，看到的是他本人，而不是被誤解的詞。

蛇人常常忘記褪皮是他最強的再生能力，而固著在過去的黑暗記憶，然後直接背對光明。溫柔對他們來說太像喝酒，醒來頭會痛，而且想不起來自己享受過輕鬆的滋味。所以我們要提醒經歷過千山萬水的他，蛇人其實是這世界不可或缺的指引，光是活著，就是最強的戰士。

祝福結凍蛇人能看見自己的優點，一如能看見自己的痛苦一樣，擁有深遠的目光。

美洲代表動物 —— 蛇

春花媽：「你會討厭自己嗎？」

蛇：「不會，我只想趴在地上安靜地活著，不需要任何打擾。」

春花媽：「所以我們常常打擾你嗎？」

蛇：「你們人類打擾的動物太多，但你們卻渾然不覺。」

台灣代表動物 —— 金絲蛇

春花媽：「你漂亮得不像一條蛇啊！」

金絲蛇：「我的美麗只是警告你們遠離我。」

春花媽：「如果我們不走呢？」

金絲蛇：「那我就是漂亮而且會傷害你的蛇。」

春花媽小語
回想那些困擾的事情，其實你已經走到尾端了。你有餘裕能好好面對的！

關鍵字
誤解 # 厭世 # 伴死

23
結
凍

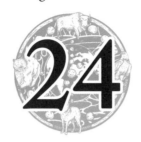

24

長雪之月

日期：11/2 ～ 12/21

美洲代表動物：**駝鹿、馬** | 台灣代表動物：**台灣水鹿**

　　藥輪月亮的第十二個位置是：駝鹿人，也是馬人。是西方第三個月亮，他們根據不同緯度而區分為駝鹿與馬，隸屬於雷鳥家族。

　　駝鹿與馬人是「火」元素的「雷鳥家族」，也是最後的雷鳥家族，同時也是藥輪月亮的最後一個位置。

　　雷鳥本來就是接近大靈的動物，也能在這凜列寒冬中帶來強大的溫暖。蝴蝶的輕巧、青蛙的溫柔、海龜的穩定，都會收束在雷鳥的光與熱之中，讓大家看透冬夜的絕望，召回自己生命的溫度，然後繼續相信自

駝鹿

馬

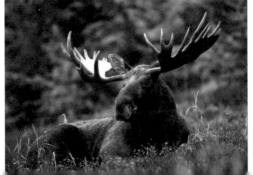

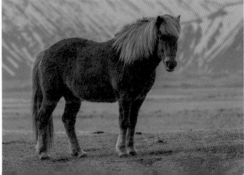

己地活下去。長雪駝鹿人就是這樣一個強力的存在。

累積一年的日常之中，有許多困惑、許多祝福，都深藏在冬日之中。在如此冷冽的環境之中，身為一個人要如何面對生命的各種因緣、怎樣才能活出自己的本質去認定自己，而不是被環境評斷自己的價值而落入死結，這就是巨大的駝鹿跟奔馳的馬，想要帶給大家的藥輪訊息。

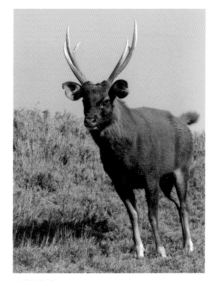

台灣水鹿

這兩種動物都被視為勇於移動而又能回歸原鄉的遊子，或是壯遊新天地的外來者。面對衝突時，他們會將自己巨大的身軀輕輕慢慢地蹲下，或是逐漸放慢速度，讓對方不覺得受到威脅，因為他們希望帶來更多的結合，而非對立。

駝鹿的角在交配的季節過後會脫落，是為了讓自己能更合群以延續生命，過了一季之後，鹿角就會再長回來。他們清楚地理解，更新的空間才能真的承接變化，而他自己在變化之中需要彈性，因為他清楚明白自己不會因為交換出些什麼，就一定會喪失些什麼，而是會獲得更適合自己的養分，繼續探索冒險。

馬很早就融入人類的生活。他透過自己的能力，協助人們傳遞更多的知識，同時也保障自己的生活。在不同的部族都有馬兄弟的傳說，那種意念相通的親密感，是因為理解差異而更親密的過程。

因為長雪的駝鹿人與馬人都深知世界之大、智慧浩瀚，與人類的渺小。他們在引領人類前進的時候，並非急著灌輸很多知識，而是讓人回歸自己的生活，清楚看到自己的身體，意識到環境與我的關係，讓本能智慧自然浮現，不被得失、生死綁架；讓我們憶起每一個人都擁有完整意識，透過自己就可以證明自己存在的獨特，而每一個獨特的存在，都是證明大靈的創意，也證明每一種人的存活都是一種活路。

長雪駝鹿馬人的記憶太長久，知道的太多，所以周全也是他們過於嚴密的舒適圈基本標準。有時候他們會顯得太凝滯而缺乏動能，我們只需輕輕向他說明我們的需求，讓他意識到環境中不一樣的聲音，他就能掙脫過分專注於自我的對話，回到人間繼續服務世人。

長雪駝鹿跟馬人的低谷，是偉人跟平民都陷落過的黑暗。他會在黑暗中不斷地與失敗對話，想要軟化那個頑固死結。但是稍不留意，他也可能因為過於集中在一個問題而忘了其他的生命任務，因而有把問題上升到災難層次的特殊能力。請提醒他，他有四隻腳可以爬上來，千萬不要跌落在過去的一個錯誤裡。聽到的駝鹿馬人，其實回頭得特別快，因為錯誤是他堅固的墊腳石，而非重複的印記。

面對長雪人，有時候我們會迷失在他廣博的腦波裡，有時候又跟不上他高速流轉的動能。我們不妨當一個謙卑的學生聆聽眼前的推播，想想為什麼此刻會出現在你的生命中被你聽見。也許在你記下的隻字片語中，已經有宇宙要傳送給你的祝福，你只需微笑接納，便已成就了最圓滿的交換。

敬愛的長雪駝鹿馬人，擱在你毛皮下的是燦爛的智慧。請你們在分享你們的好時，別閃瞎凡人的眼，這樣你的亮，才可以成為真正引領大

眾的光。

美洲代表動物 ── 駝鹿

春花媽:「如果你的角落下了,再也長不出來怎麼辦?」

駝鹿:「那表示我不需要了。我不需要的東西,你也不需要擔心。」

春花媽:「那你就會變得很危險啊!」

駝鹿:「能活在自然裡,怎麼會只有一種保命的方式,敵人可是比一還要多很多啊!」

美洲代表動物 ── 馬

春花媽:「一直跑,會不會忘了應該要往哪裡跑呢?」

馬:「如果不知道,為什麼要白費力氣呢?」

台灣代表動物 ── 台灣水鹿

春花媽:「現在活在這裡還覺得好嗎?」

水鹿:「好不好是取決於我怎麼活,不是環境弄好好的給我活。」

春花媽小語
坦然開放地面對現況,用溫柔的智慧支撐自己與世界持續相連。

關鍵字
傳承 # 古老 # 智慧

24
長雪

第 4 章

——

藥輪路徑

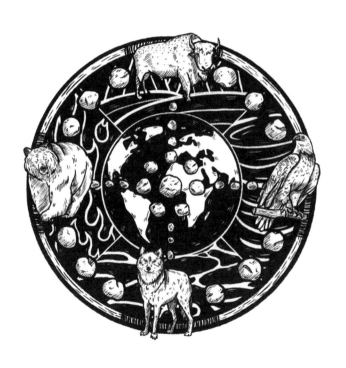

十二神聖路徑

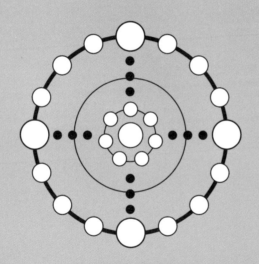

北方－淨化 · 重建 · 純潔

東方－清晰 · 智慧 · 光明

南方－成長 · 信任 · 愛

西方－體驗 · 內省 · 力量

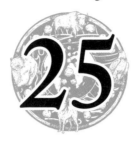

Cleansing

北方神聖路徑－淨化

美洲代表動物：浣熊 ｜ 台灣代表動物：高山小黃鼠狼

北方的第一個路徑上站的是「浣熊」。

鐵灰色帶著黑眼罩的浣熊，其實是視力不好的動物，所以常透過洗手來軟化自己手上的角質，讓自己在接觸各種事物的時候，能更細緻地感受萬物。所以他們都生活在靠近水源的環境中，因為透過水來保持自己的敏銳與乾淨，是他們保障生命品質的方式。

淨化在台灣代表的動物是「高山小黃鼠狼」。

在玉山的箭竹草原中，有著小小黃鼠狼的存在。他們在原住民的神話中，是近於小丑的存在，會為大夥帶來歡樂的消息，一掃大家的憂慮。快樂也是淨化的一環，當你跌入低潮的幽谷，其實可以讓笑聲穿透黑暗的壓抑，讓流動的能量沖淡僵化的選擇。

淨化在北方的第一個位置，是向我們揭示：

要做任何決定之前，都需要先釐清現狀、淨化自己的侷限。不管是

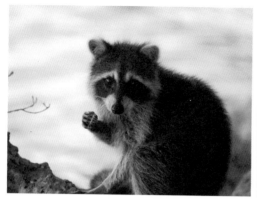
浣熊

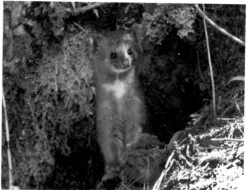
高山小黃鼠狼

面對反覆積累在疲憊身體之中的挫折感，或是陌生環境給你的幻想壓力，要真實回應自己的需求，就要掙脫舊的迴旋、敞開自己。接受淨化吧！

・淨化在「身體」的提醒：擺脫有害的物質，讓自己重回乾淨有力的狀態。

・淨化在「智慧」的提醒：剝離不合宜的老舊思想，一層層看清楚自己真正的需求，不要被習慣綁架。

・淨化在「情感」的提醒：掙脫誤解的情緒，在重複的輪迴之中記取教訓，安撫自己受挫的心情，讓自己找回自在的流動。

・浣熊的「靈」提醒我們的是：知曉神聖的真實。

Renewal

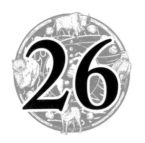

北方神聖路徑－重建

美洲代表動物：**蚯蚓** ｜ 台灣代表動物：**南湖山椒魚**

北方的第二路徑躺著的是「**蚯蚓**」。

他一節一節緩慢但確實地移動著，每一個動作都掀起小小的土堆，然後同時也排出長長的土條。他一動一動地鬆軟著土，吸引更多的昆蟲來，他所鑽過的地方，附近的植物也發出好聽的嘆息聲。

蚯蚓就是這樣微小卻重要的存在，是任何土地都不可缺少的基礎物種。透過自己的存在，讓土地消化後再重建，以滋養眾生，也能修復土地的品質。

重建在台灣代表的動物是「**南湖山椒魚**」。

台灣的山椒魚是整個北半球最南端的物種代表，目前台灣有五種山椒魚的存在，豐富的程度可謂是壓倒性的存在。這樣奇蹟的表現，更顯出我們是生活在福地之中。山椒魚是一種活化石，已經存在地球上三億年，比恐龍還早，是跟地球一樣經歷反覆的重建、整合而存活至今的動物。

26
北方｜重建

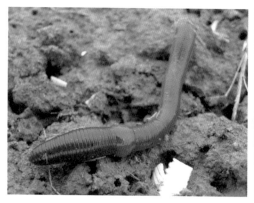

蚯蚓

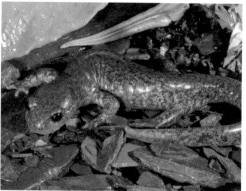

南湖山椒魚

　　重建接在淨化之後，是向我們揭示：

　　當我們整頓好自己之後，並不是馬上就要往新的決定出發，而是應該深深地向下挖掘，讓我的根與自己的心意相連，讓所有閒置的空間都願意接納新的決定，而有意識的努力與準備。相信自己可以積極順利解決問題，才能真誠的面對未來。

- 重建在「身體」的提醒：恢復自身的元氣，是目前的首要任務。
- 重建在「智慧」的提醒：嘗試用新的方式面對現況，也許不能以最快速度解決問題，卻可以使我們不再犯相同的錯誤，避免問題一再打擊我們。
- 重建在「情感」的提醒：善待自己，不用錯誤的方式去考驗願意改變的自己，溫柔有耐心地陪伴自己經歷過程。
- 蚯蚓的「靈」提醒我們的是：連接你所相信的真理，為自己的真理開拓空間。

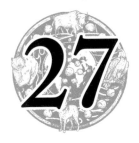

Purity

北方神聖路徑－純潔

美洲代表動物：**海豚** | 台灣代表動物：**白海豚**

北方的第三個路徑是飛躍的「**海豚**」。

海豚是與人最接近的物種之一，他們除了忠於生活所需，也會遊戲以及取悅彼此。他們尊重自己身體的每一個存在：當胃感到飢餓時，他們積極進食；當他們的慾望萌生時，他們用力愛撫彼此，讓身體的每一個部位都得到回饋，讓自己成為完整的自己，不辜負也不偏廢身體的每一處。

純潔在台灣代表的動物是「**白海豚**」。

白海豚可在淡水與海水之間生活，他們生活的海域很靠近人類的活動範圍，所以這些年，在台中近海的白海豚數量已經少到低於七十隻。換句話說，白海豚是台灣人跟全世界的人，在這幾年就會眼睜睜失去的物種！他們一出生就是白色的，然後會長出灰色的斑點，然後再慢慢變成粉紅色，這是台灣的特有種海豚。如果我們少了一個潔白的物種，會不會少了一種純潔的選擇呢？

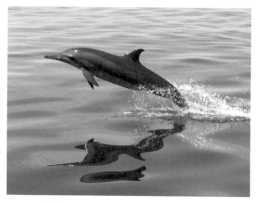
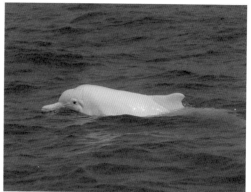

海豚　　　　　　　　　　　　　　白海豚

　　純潔連接在淨化跟重建之後，是向我們揭示：

　　在我們的抉擇之中，不是要選擇更多的複雜因素加入來影響判斷，而是回到初心 ——「純潔的自己」。看見自己真實的需求，然後透過自己的抉擇，成就世界的選擇。北方帶領我們選擇，是為了讓我們從痛苦中解脫，回到自由奔放的能量的當中，純粹而潔淨的做回自己。

・純潔在「身體」提醒是：穿透環境的期望，尋求自己真實的渴望。
・純潔在「智慧」提醒是：擺脫偏見的選擇，以廣泛的對話，維持善的方向。
・純潔在「情感」提醒是：恢復正直的標準，讓中立的自己帶領選擇。
・海豚的「靈」提醒我們的是：回應自己，實踐純真，守護純潔。

Clarity

東方神聖路徑－清晰

美洲代表動物：**蜂鳥**｜ 台灣代表動物：**八色鳥**

在東方的第一個路徑上振翅的是「**蜂鳥**」。

蜂鳥在多數的創世神話中是「火種之鳥」，從天界為人類是帶來光明的鳥，引領微小但真實的光，讓我們進步。蜂鳥如同其他的鳥，可以輕巧地往前飛，但最特別的是，蜂鳥也可以「向後飛」。他流連花叢取蜜生活，穩定的沿著自己選擇的路徑飛行。

清晰在台灣代表的動物是「**八色鳥**」。

這是全世界剩不到兩千隻的物種，卻是每年都會來台灣渡夏的鳥夥伴。他們是父母共同撫育孩子的鳥，會大膽地用腳在路上跳躍，早期被視為不太會飛的鳥，但其實他很清楚自己的路徑，所以用自己的方式踏上探索的路途。

清晰在東方第一個位置，是向我們揭示：

是因為看清楚了，才能理解正在發生的改變，是如何沁入我們的生活、影響我們的日常。擁有足夠高遠的視野，就會明白環境與時間互相

28 東方－清晰

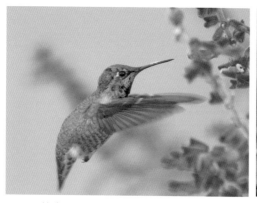

蜂鳥

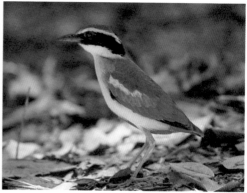

八色鳥

的牽引,看清楚自己的位置與未來的流向;統整後,讓我們清晰地提出對策,就會讓改變更有效地提升我們的進步。

- 清晰在「身體」的提醒:離開複雜的情況,放任自己在不能解決的當下,只是讓自己的存在變成更大的問題。請看清當下的情況。
- 清晰在「智慧」的提醒:探索你的洞察力,深度整合,不要讓問題停留在表面。
- 清晰在「情緒」的提醒:找回自己流暢的能力,透過好好呼吸,來清理內在通道。
- 蜂鳥的「靈」提醒我們的是:專注在自己的力量,就可以看見問題。

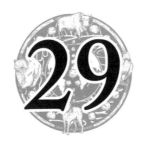

29

東方神聖路徑－智慧

美洲代表動物：**貓頭鷹** | 台灣代表動物：**草鴞、黃魚鴞**

　　東方的第二條路徑上站著守護的「**貓頭鷹**」。

　　貓頭鷹是本目鳥，與一般鳥可左右看的視力範圍不同，與人的眼界雷同；但跟一般擁有七節頸椎的動物相比，貓頭鷹有十四節頸椎，所以可以轉動的

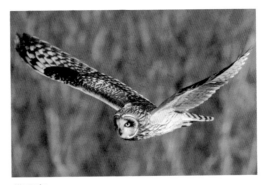

貓頭鷹

範圍更大，能更周延地看見世界的樣貌，再加上又可以在夜間飛翔，以上種種非凡的表現，因此被視為智慧的代表。

　　智慧在台灣代表的動物是「**黃魚鴞**」與「**草鴞**」。

　　黃魚鴞是台灣體積最大的貓頭鷹，目前所存數量不到千隻，是唯一親水性的貓頭鷹。喜歡住在溪邊，可以直接以腳爪獵捕魚，相較於其他

貓頭鷹優越的聽力，他則是以優異視力
加上有力的爪來延續自己的生命。

草鴞多數生長在台南與高雄的交界，
因為臨近人類的空間，所以剩餘不到
三百隻；而且因為築巢在地面，加上棲
地過度破碎化，生存的危機更大。雖然
目前高雄鳥會有計劃的投入保育，這種
台灣獨有蘋果臉的鳥類，其實需要大家
更多的祝福與關注。

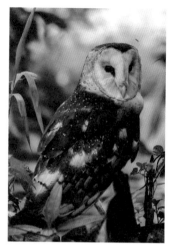
草鴞

智慧接在清晰後面，是向我們揭示：
當我們能清晰洞察所見所聞，自然就
能讓自己的智慧得到展現。

因為在我們的心中都清楚明白，什麼
是真正適合自己的；但是當我們耽溺於
外在評價，或是被慾望過度綁架，我們
的所需會變成我們的負擔。我們應該用
全部的感知來傳承智慧，而不是依賴理
性來回應需求，而忘記自己真正的力量。

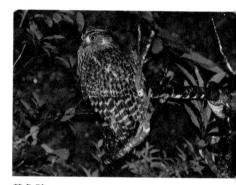
黃魚鴞

· 智慧在「身體」的提醒：了解自己身體的侷限，做合理的發揮，過滿
　足的生活。
· 智慧在「智慧」的提醒：明辨體驗挾帶給我們的訊息，做出適合自己
　的判斷。
· 智慧在「情感」的提醒：穩定的安全感有助於我們傳遞真實的智慧。
· 貓頭鷹的「靈」提醒我們的是：知曉智慧，就能領悟行動真正的意義。

Illumunation

東方神聖路徑－光明

美洲代表動物：**螢火蟲** | 台灣代表動物：**螢火蟲**

東方第三條路徑飛舞著「**螢火蟲**」。

螢火蟲是除了南、北極，在全世界都看得到的昆蟲，隨著棲息地不同而有陸生與水生的差異，同時也是環境指標性的昆蟲。其所在地通常都是乾淨無染但水氣豐沛的地方，當然另一個特點是大家所熟知的：在夜空可以安穩地傳遞光亮，帶給人們希望的昆蟲。

光明在台灣代表的動物也是「**螢火蟲**」，我們擁有六十餘種螢火蟲。

世界上有兩千多種螢火蟲，台灣一塊小小的福地就有六十餘種。他們擁有在黑暗引路的光，也擁有被稱為黑暗中閃電的光。近年台灣致力於螢火蟲復育，隨著水源的保護，也讓許多動植物跟著被照顧到，螢火蟲確實也是生物的明燈。

光明在東方的第三個路徑，接在清晰與智慧之後，是向我們揭示：

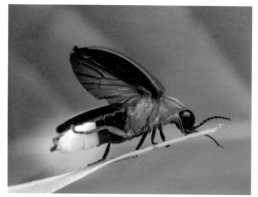
螢火蟲

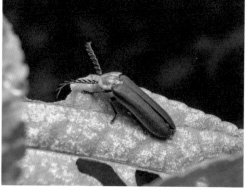
螢火蟲（台灣窗螢）

　　即便我們是再微小的光，都是可以點亮這世界的火炬。當我們能夠清晰理解自己的能力，將自己的才華釋放，即便是小小的我，也能夠成就獨一無二的功能。藥輪要我們在東方的路徑上啟動自己的光，看見自己的使命。相信自己，就能成就眾生，照亮世界的坦途。

・光明在「身體」的提醒：讓光照亮你疲憊軟弱的部分，滋養療癒黑暗中的自己。

・光明在「智慧」的提醒：回應你真實想知道的事情，勇敢追尋。

・光明在「情感」的提醒：理解無條件的愛。

・螢火蟲的「靈」提醒我們的是：你我都責無旁貸要成為世界的光。

南方神聖路徑－成長

美洲代表動物：**兔子** ｜ 台灣代表動物：**台灣野兔**

南方的第一個路徑上蹲著的是「**兔子**」。

兔子是生殖力旺盛的動物，是除了大洋洲以外，全世界皆有的物種。一年四季皆可發情交配，根據個體營養狀況，一胎可以生下六到二十隻不等的幼兔。兔子善於逃脫，所以被認為是趨吉避凶並且帶來大量幸運能量的動物；同時多產的能力，也使他被視為孕婦的守護者。

成長在台灣代表的動物是「**台灣野兔**」。

目前台灣剩下的野兔不多，但是流浪兔卻節節攀升。台灣野兔是體型偏小、淺黃褐色的品種，出生沒多久就會跑會跳，旺盛的生長力是為了讓他們能夠更快地適應世界，繼續生存下去。但是面對人類的捕抓跟棲地破碎化，再快的成長也很難追上滅亡的速度。

兔子在南方的第一個位置，是向我們揭示：

當我們準備好與這世界產生關連的時候，意味著我們接受了各式各

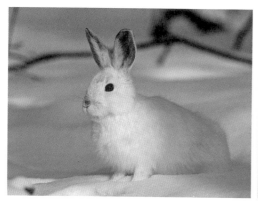
兔子

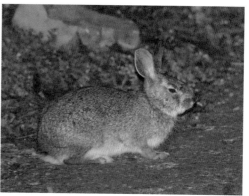
台灣野兔

樣的挑戰，因為我們願意進化自己的人生，我們願意在關係中實驗各種可能性，去拓展、顯化我自己的存在，去驗收我們對自己培養的強度。透過外在的刺激，再度形塑不一樣的成長，而我們也可以再度回到內在，去理解自己的能耐，從愛自己到與他人相愛。

· 成長在「身體」的提醒：多鍛鍊你的身體，讓你的肌肉充分地服務你的行動。

· 成長在「智慧」的提醒：不同面向的學習，會讓我們的存在獲得更充分的發揮。

· 成長在「情感」的提醒：勇於實踐自己的能力，在空間中撞擊出全面的自己。

· 兔子的「靈」提醒我們的是：為自己的存在負責，讓自己的存在更值得被愛。

Trust

南方神聖路徑－信任

美洲代表動物：**鮭魚** ｜ 台灣代表動物：**櫻花鉤吻鮭**

南方的第二條路徑是悠遊的「**鮭魚**」。

鮭魚是生於淡水，然後成長於鹽水的動物，幼體發育成熟後，就會循著母親的來時路，頭也不回地開始游向大海。對鮭魚們來說，回歸真正適合自己的地方，是信任自己的能力，也是相信宇宙給他的出路。

信任在台灣代表的動物是「**櫻花鉤吻鮭**」。

櫻花鉤吻鮭是屬於陸封型的鮭魚，因為冰河影響地形而生活在台灣高山的特殊鮭魚，也是目前台灣少數成功復育的瀕危動物。現今的復育，是朝向避免基因窄化的目標，並且努力增加鮭魚棲地的方向而努力前進。當初也是因為復育鮭魚的博士不計得失的投入，並且相信鮭魚可以在台灣的土地上繼續漫游，我們才能延續如此特別的物種。被鮭魚吸引的人都相信，活下去必有出路！

信任接在成長之後，是向我們揭示：

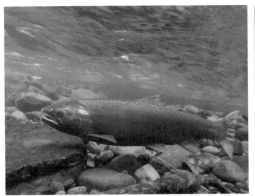

鮭魚

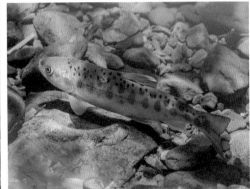

櫻花鉤吻鮭

　　在豐盛的南方之中，環境跟我們都一樣在成長，也正在劇烈地改變當中，唯有透過相信自己，才能穿越重重考驗。把冒險視為遊戲的一環，把困難當成驗證自己的日常，我們就更能舒展更多的自我，成就自己與萬物的關係。信任是帶著自己彈性的空間，與他人分享我們都喜歡的自由。

・信任在「身體」的提醒：接納自己的身體，信任自己的直覺。
・信任在「智慧」的提醒：放下質疑，認清信念，堅持初心，勇敢前行。
・信任在「情感」的提醒：放鬆的接受他人給予的愛。
・鮭魚的「靈」提醒我們的是：理解你與萬事、萬物之間的關係與信任，
　看到自己也是其中不可或缺的一環。

南方神聖路徑－愛

美洲代表動物：狼 ｜ 台灣代表動物：**金黃鼠耳蝙蝠**

南方的第三條路徑上有著望向我們的「狼」。

狼是創世動物中很重要的神話動物，也是四風的代表動物之一。在古典藥輪之中，狼是愛、也是狡猾的化身，他的出現往往提醒我們，活著是一體兩面的課題。身為全世界最大的犬科，一邊佔據著山頭、一邊又可以完美地融入當地生活。在狼的世界裡，雌性與雄性都可以是引領部落前進的領袖，跟愛一樣，沒有規範，只有相愛的彈性。

在台灣代表的動物是「**金黃鼠耳蝙蝠**」。

他們僅生活在台灣的雲嘉地區，主要集中在北港，是日行性的蝙蝠，喜群居，愛吃果子，會透過定期更換葉子來維持居住品質。溫和的嫩黃色外貌，幾乎讓我們忘記蝙蝠本來是黑色的。同樣的品種卻有迥然不同的樣貌，這不就是愛的真諦嗎？幸福的標準在不同人身上，標準也會不同，但是我們一樣都在追求幸福，成就愛。愛最大的公平，就是誰都可以用自己的方式去愛，讓愛順流，共享愛的愉悅。

33
南
方
－
愛

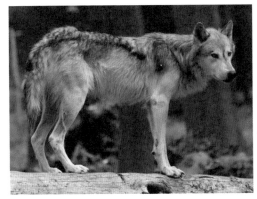
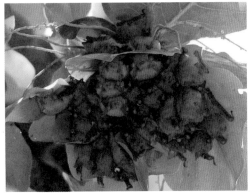

狼　　　　　　　　　　　　金黃鼠耳蝙蝠

　　愛在南方路徑的最後，承接在成長與信任之後，「愛」明白地向我
們揭示：

　　愛是經過成長並且產生信任後，才發生的厚實情感。

　　你我在經歷愛的同時，都在他人與自我之間做過選擇。做選擇的我
們都挑戰了自己與他人的信念想像，在這樣的過程中也許受傷、也許獲
得，這都是一種成長，然後我們才會感受到自己是被愛的，而我們也是
愛著自己的。因為這穿透一切的品質，就是南方狡猾但是動人的愛。面
對愛，你會不想要嗎？

　　愛不礙、愛很愛，藥輪充滿圓滿的愛。

・愛在「身體」的提醒：探索身體的愉悅，感受自己身體的滿足並傳遞
　到內心，允許自己身體所有的自由發揮。
・愛在「智慧」的提醒：接納他人所給予的支持，感受愛的流動。
・愛在「情感」的提醒：認識自己所有的情緒，接納不同流動帶來的感
　受。愛自己，珍惜自己，保護自己。
・狼的「靈」提醒我們的是：無私全然的付出，成為無條件的愛。

Experience

西方神聖路徑－體驗

美洲代表動物：**抹香鯨** ｜ 台灣代表動物：**大翅鯨**

在西方的第一條路徑上是沉穩的「**抹香鯨**」。

抹香鯨是大型齒鯨，有著複雜的群體關係，會單獨也會集體行動。根據目前的研究，他們可以輕易下潛一千公尺。在下潛的時候，為了降低自己的壓力，會將皮膚大量的收縮以平衡壓力。在古代，人類只有在鯨魚擱淺的時候，才能完整地看到這樣的龐然大物，所以在藥輪上是放在「體驗」的位置。

在台灣代表的動物是「**大翅鯨**」。

大翅鯨在北半球出現的最南邊目擊紀錄，就是在台灣！

世界上有九十幾種鯨豚，其中九成以上的鯨豚都可以在台灣外海看到，身為台灣人真是非常有福氣！大翅鯨通常是一胎一兒，媽媽會育兒一年左右，從哺餵母乳、協助換氣到傳遞海洋知識，都是靠媽媽自己一鯨。雌性大翅鯨即便在養育幼兒時期會有雄性大翅鯨的跟隨，但通常不是為了想要保護幼體，而是為了積極爭取優先交配權。所以往往我們看

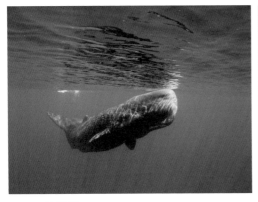
抹香鯨

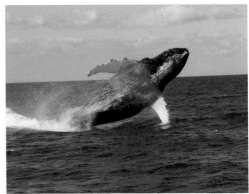
大翅鯨

到兩個大翅鯨帶著寶寶，通常都不是同一個家庭唷。

　　體驗在西方的第一個位置，是向我們揭示：

　　即便在今日，能夠親眼看見鯨魚還是不尋常的體驗。看見巨大的鯨魚從眼前穿越而過，那樣超凡的體驗，可能讓我翻新對海洋的理解。鯨魚跟人類一樣都是哺乳類，他們的身上還保有生活在陸地時的後肢骨，卻因為想體驗更大的生活空間而入海，演化成現在的樣貌。如果任何空間都可以誕生更大的存在，我們還相信侷限是能綑綁我們的嗎？

- 體驗在「身體」的提醒：透過學習而發生種種體驗，陌生經歷不都是恐懼的化身，而是更溫柔的陪伴自己的經歷。
- 體驗在「智慧」的提醒：校準錯誤的過程並不是在提醒我們犯的錯，而是優化我們的選擇。
- 體驗在「情感」的提醒：穩定自己的信心來經歷體驗，那都是你召喚而來的幫助。
- 鯨魚的「靈」提醒我們的是：煉化自己所學，形成非凡的體驗。

西方神聖路徑－內省

美洲代表動物：**老鼠**｜台灣代表動物：**鹿野氏鼴鼠**

西方的第二條路徑是背對著我們的「**老鼠**」。

老鼠聰明而富有觀察力，能夠在限制自己的環境中，快速修正有問題的模式，讓自己生存得更有品質。在不同的生活環境中，他們的族群也演化出不一樣的身體特質，讓自己的族群穩定成長。老鼠習慣在暗處行動，卻不會侷限他們旺盛的發展。因為他們了解，進步不是只能往前衝，而是檢視自己的問題，再更有效的出擊。

在台灣代表的動物是「**鹿野氏鼴鼠**」。

鼴鼠也是乾淨環境的指標動物。手前肢為了方便挖土，因此掌部與趾部合成一個平面，猶如一支鏟子。前有爪，利挖掘，這樣的手也擅長退後，生存地點從平地到海拔三千公尺都有紀錄。他們所挖掘的通道，可以覆蓋一整片農田。

內省在體驗之後，是向我們揭示：

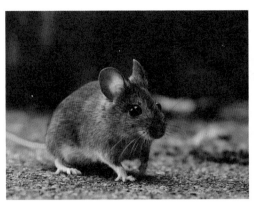

老鼠

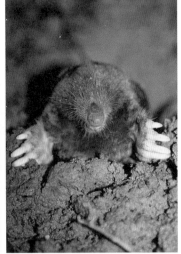

鹿野氏鼴鼠

在西方幽暗的道路上，如果沒有老鼠挖掘出一條路，我們如何能移動？而如果沒有像老鼠一樣挖掘的本事，我們如何能穿透一層層外衣，看到問題的本質，然後看見自己真正的恐懼？當我們透過內省去理解自己的變形，而不是因為黑暗恐懼包圍就喪失對自己的了解，我們就會長出更多體貼的溫柔，去穿越逃避的速度，回到自己。僅僅只是回應自己，過好我的生活，就已經是圓滿我自己。好並非外求。

・內省在「身體」的提醒：單獨與自己的身體相處，然後陪伴自己聊天，看見自己的緊張，讓它流動，然後對談，然後再一次、再一次的陪伴。

・內省在「智慧」的提醒：從跟自己溝通，去看見我對自己陪伴的品質。

・內省在「情感」的提醒：從「心」評估真正影響的標準是否確實。

・老鼠的「靈」提醒我們的是：看到內心的宇宙，挖掘源源不絕的原力。

Strength

西方神聖路徑－力量

美洲代表動物：**螞蟻** ｜ 台灣代表動物：**沃氏棘山蟻**

「**螞蟻**」滿布在西方第三條路徑上。

螞蟻是藥輪之中第三種完全變態的動物：從卵、幼蟲、蛹到成蟲，然後生長成超強壯的動物，可以輕易地舉起超越自己數倍重的物件。即便視力不佳，也能透過觸角與同類溝通、感應空間的變化，創造對自己更有利的生存條件，是天生超有效率的生產者。

在台灣代表的動物是「**沃氏棘山蟻**」。

在官方文件中屬於瀕危的物種，但在網路上的螞蟻玩家則表示，沃氏棘山蟻是「好飼養的物種」，也有穩定的貨源？果然螞蟻會用自己的方式，強而有力地生存下去，也再度揭示物種的關注研究，真的會被區分為明星跟路人的。如果我們自己願意多多支持台灣各種類型的動物研究，我們就是台灣最有力的動物啊！

力量在體驗經過內省而發生，是向我們揭示：

36
西方｜力量

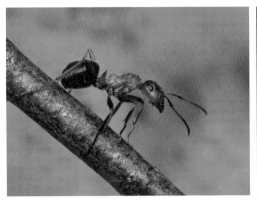

螞蟻

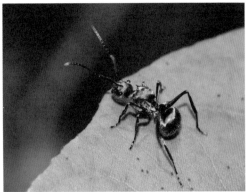

沃氏棘山蟻

真實的力量是穿越陌生的疑慮，通過自身的對話，讓體驗變成經驗，形成面對問題的抗體或是理解狀況的彈性。力量的本質，不是壓倒性的存在，而是讓自己安然自利而能悠然發揮全力，並不覺得耗損。

螞蟻在西方的最後一個路徑，也是藥輪最後一個位置。

力量是藥輪本意的彰顯，也是回應造物者存在的意蘊。

別忘了，你就是造物者，擁有藥輪就是擁有力量。當你知曉三界——「動物」、「植物」、「礦物」的本質，能夠謙卑地向大地學習，擁有他／它們的力量，我們就能成為圓滿世界最有力的存有。

・力量在「身體」的提醒：訓練自己的堅持，發現自己的耐力。
・力量在「智慧」的提醒：讓紀律加強信念。
・力量在「情感」的提醒：勇敢面對關係中的不平等，有力表態。
・螞蟻的「靈」提醒我們的是：理解自己與萬物互為表裡的力量。

第 5 章
—
台灣藥輪

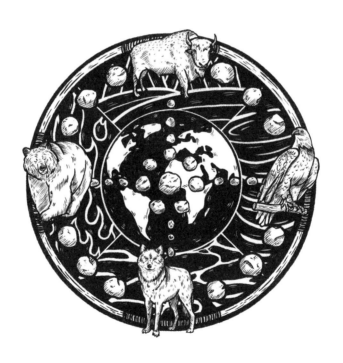

蝴蝶的夢

那是一個連續的夢，我小時候就做過的夢。

夢裏的蝴蝶有著長長尾巴，是紅色的尾巴，所以我小時候最喜歡的顏色也是紅色。

蝴蝶的使命

夢開始的時候，我已經在飛，是一個在飛的蝴蝶，一邊滑翔、一邊飛舞著，並不是輕快地來回盤旋。我們數量不多，但是我們飛著。天氣很冷，越來越冷，我們找到的花也越來越乾枯。我們持續地向南飛，希望可以找到更多花，希望溫度可以再回暖一點，有花的地方才有我們；而那種我們喜歡的葉子，也越來越少。我喜歡豐盛的感覺，我想要將這樣的豐盛感帶回世界。許下這樣願望的我，展開了冒險。

蝴蝶張開翅膀向台灣島飛去……

蝴蝶在台灣圈的旅行

長鬃山羊的祝福

我還在想著那片葉子的形狀，突然一陣黑，我往上飛卻撞到有點粗糙的毛髮。「你弄得我好癢啊！你試著往前飛，就可以看到我，出來吧，蝴蝶！」突如其來的黑暗發出聲音，我猶豫不決是否應該聽從這聲音的指示：「你用你的經驗做出適合你的決定啊！想活下去的是你，想要拓展的願望，我也是有聽見唷！」聽到他知道我的願望，我決定勇敢地向前飛去，接著眼前出現一個巨大有角的生物，說道：「我是長鬃山羊，已經在這裡等你很久了。親愛的蝴蝶，你能夠整合自身所擁有並做出決定，是因為你已經收到在黑暗中的訊息，可以將智慧傳遞給他者。這是我從北方給你的忠告，也是我給你的祝福。這片島嶼因為有你的色彩而更顯可貴。」說完他便輕輕低下頭，讓我停在他的鼻子上，載著我走了一程。平穩的節奏，讓我不禁沉沉睡去……直到風又吹了起來。

蜂鷹的祝福

醒來，當我穩穩地乘著風往前飛時，一股更大的風加入，真的是加入的感覺。我覺得自己能更輕易地穿梭在樹葉之間，想躍升的時候也被風穩穩地托起，有一種我好像可以命令風的感覺。「親愛的蝴蝶，那不是命令，那是因為你清楚自己的身心狀況，可以輕易在環境中將自己發揮到最好。善待自己的本能，必能將力量展現，看到更遼闊的視野啊。」聲音未弱，我發現我在對抗更強的風。「用力一點啊！親愛的蝴蝶，你有你的方式能穿越鷹製造出來的風。我試探的是你尚未發揮的潛力，展

現出來吧！」風一陣前、一陣後，我抓住縫隙，瞬間拉高飛出，壓力頓時解除，眼前出現有著淺咖啡色溫柔眼神的大鳥。「我是蜂鷹，為你帶來東方的祝福。圓滿地與過去告別，全新的事物就會回應心底深處的召喚，充滿你當下的旅程。讓風幫助你更有效率地前行吧！」越來越多的風從四面八方湧出，但是我卻安穩地置身其中，沉穩地穿梭飛行。

石虎的祝福

我停在水邊喝水，突然間，水波變大了。我抬頭想要看看是誰也在一起喝水，卻冷不防被捲進一堆毛髮裡，然後被拖著沿著水面滑行。雖然沒受傷，但是心裡確實嚇了一跳。「好玩嗎？」我壓根沒有覺得好玩的念頭。「那你的心裡太緊了，再多喝一點水吧！水的柔軟傳遞到你的心裡，你就能由內而外地整合自己。」我低頭吸了一口水，涼涼的溫柔傳了進來。「功課是日日要面對，水也是天天要喝。每次都能歸零的出發，其實更能體會自己的成長啊。」然後一個毛茸茸的大手夾住了我的翅膀。「你好啊，蝴蝶，我是為你帶來南方祝福的石虎。世界中有許多的存有，你要專注看著自己的發揮，才能成為真正獨一無二延續下去的豐盛。這塊土地等著你的成長，能為我們帶來更多的甜蜜。邊笑邊做，讓快樂也成為你分享的訊息吧！」然後他用尾巴輕輕地把我捲起，並且將我放在一朵盛開的花上，讓我喝下甜美的蜜水。

黑熊的祝福

離開花朵，我在視線不清的天氣中飛行，然後停在一個厚厚的土塊上，抬頭才發現，那個土塊是一個很黑很黑的熊。「我是西方的黑熊，這裡有我的光。」他把前胸伸展開來，有著鮮明的白紋，感覺很溫暖。「你一直都在我們的圈圈裡啊，蝴蝶。你所知道的我，跟我所知道的你一樣久，隔絕我們的是陌生的想像，不是真實的距離。當你拍動你的翅

膀攪動那些渾濁，你會知道恐懼只是成就你勇氣的過程。你能看見自己想傳遞的核心，從那個地方飛過來這裡，成為通道，就是將自己的天賦回饋給大靈最好的方式。」聽著黑熊的話，我覺得自己跟他一樣，好像從心底深處發亮了起來。「我是台灣黑熊，我從西方為你帶來深邃的祝福。黑暗是通過恐懼成就自身的捷徑。在這條路上的探索，每一步都會帶給你真實的勇氣，而我將一直與你同在。敬愛的蝴蝶，歡迎在圈圈中展開你的翅膀。」黑暗之中，我看到我帶領自己堅定的飛翔。

黃羽鸚嘴的提醒

尖尖的葉子上，有一群黃邊的鳥兒高聲地鳴叫。他們一會兒低頭、一會兒抬頭，一會兒擠到彼此中間，好不快活、好不熱鬧。我看他們推來擠去、飛來飛去，沒有一個掉下來，也沒有一個跌倒，感覺他們有自己的規範。正當我這樣想的時候，他轉過頭來對我說：「我們是生活在竹林裡的『黃羽鸚嘴』。我們多是一起生活的，大家互相幫忙彼此，相互遊戲，清楚自己的位置，大家都能輕鬆地擁有自己的空間。你要壯大你的群體啊，蝴蝶！這樣你的願望才會實現唷。」我看著他們邊飛邊說，完全搞不清楚誰是正在跟我說話的黃羽鸚嘴，是一個還是好多個，但是他們排列得好有秩序唷！

水獺的提醒

我停在濕濕的苔蘚上，想要吸吮一些水，眼前的水流清明涓涓，我心想：「這邊的水應該也很好喝吧。」我用力吸了一口，水居然就沒了！突然間，一雙眼睛睜開看著我，說：「你在吃我臉上的水啊？」我慌張地向後飛，那雙眼睛發出了笑聲：「我是水獺啦，我臉上的水好喝嗎？」我也笑了，我以為在這個隱蔽的小溪喝水，不會打擾到其他動物，結果還是遇到了。他輕輕一個轉身，我一下看到他出現，又看到他

消失不見，後來又同時在洞穴的入口跟出口看到他的頭，我都傻眼了。他突然又從我後方的石頭堆中鑽出來，說：「你以為只有我在這啊？我的家人都在這，我們這裡很少有你這種蝴蝶，我叫大家都來看。有趣的事情一定要跟家人分享啊！蝴蝶啊，要有自己的家人才會有更大空間可以放置自己唷！」說完，大家又都不見了，但是這次我看到三個轉身的背影。家人對水獺很重要吧！

雲豹的提醒

夜晚的風吹來時，總是特別讓我們蝴蝶想休息。停在樹葉的背後好少受點風，我邊這樣想的時候，就有一陣風吹過。當我覺得奇怪，為什麼只有身邊這幾片葉子在動時，風又來了！我緊抓著葉子，想趁月光看清楚這道風，只覺得黑黑白白的風瞬間來回。當我還在感受這風的奇怪之處時，風停下來說：「我是雲豹。你決定要來這片土地生根，就要記住我，記住我身上的黑暗雲紋，都是由淺入深的圓圈，每一個圈跟每一個圈都會相連。每一個生物都是相連的，因為土地而連接，我在這邊守候你的到來，是因為我知道，我們是相連的生物。記住，風也是傳遞訊息的串連，相信你的直覺，勇敢探索，讓土地也因為動物們再度合群吧。」說完，那陣風在我身上又吹了一陣，我覺得自己身上閃亮的光好像變得更亮了。

鳳頭蒼鷹的提醒

今天也是飛行的旅程，感覺自己透過不一樣的動物，跟這塊土地的緣分越來越深。當我覺得越來越習慣空氣中的味道時，突然整個蝶被硬生生地翻過，然後又翻過去，正感到莫名其妙的時候，一陣黑影又突然把我推到樹上！「你也太不小心了啦！」在我還沒搞懂時，一個黑影現形了：「我是鳳頭蒼鷹啦，看你輕輕鬆鬆的飛就想要弄你一下，你搞懂

下雨要躲哪邊了嗎？你知道這次喝完水哪邊還有水嗎？你今天吃的花蜜夠了嗎？要像我這麼強，什麼都能吃才能玩到底啊！」我忍不住在心裡想，這鳳頭蒼鷹也太莽撞了吧，他居然直接回我：「對啊！我也常常因為冒險過度而吃虧，你可千萬不要這樣唷！」說完就飛走了，留下丈二金剛摸不著頭腦的我。

水鼩的祝福

帶著這樣的心情，我停下來吸吮著甘美的水。總覺得會在這次的休息之中遇到一些動物，但是他們卻遲遲沒有出現。突然間，我眼前的水面冒出了一些泡泡，一個尖尖的鼻子出現了，還伴隨著氣泡破裂的聲音：「我是水鼩，你要吃嗎？我剛抓到一個蝦子。」我邊拒絕邊往後飛，他又說：「我跟你說唷，我可以在水裡面游泳捕抓食物，也可以在陸地上找食物吃唷。你想要在這邊生活下來，記住要讓自己可以吃的東西多一點、不同一點。接受這世界多一點的幫助，才能讓你的願望實現。這片土地是需要蝴蝶的，像你這樣美麗的蝴蝶。」說完轉身又潛回水裡，看著他帶點灰白的毛，覺得跟我身上的白紋也有點像，但是我真的無法游泳啊！

梅花鹿的祝福

想像著水深的樣子，冷不防聽見有動物的聲音：「你就停在我的角上，停在交叉的地方休息，這段路讓我載著你走吧！」於是我安穩地降落。「我是梅花鹿，在這塊土地生存很久了。你們土地上的小鹿跟我長得很像，我們都是鹿唷，而且我已經是長大的鹿。我們鹿無論在哪裡，都會長出最適應環境的樣子，然後繼續生長下去。你們蝴蝶也是吧！所以這個世界才會有很多種鹿，也有很多種蝴蝶，我們都是在不同的環境之中做自己最好的發揮。越能專注自己，就能在當下讓自己好好的活

著，跟著土地一起好好活著，是吧？」聽著他的話的同時，不知道為什麼身體變得好鬆，鬆到放得很大、很大，然後覺得自己又充滿流動的力量，輕巧地再度飛起。

大赤啄木鳥的提醒

飛了一陣子，我停在樹上，看到一個忽上忽下的鳥影飛過，然後就傳來嘟嘟嘟的聲音。我知道那是枯木被啄的聲音，我飛過去時，啄木鳥已經挑出了一個天牛。他發現我後竟然張口，天牛就這樣瞬間飛走了。「啊！你來了啊，我等你好久了。我是大赤啄木鳥，我知道你要來，所以一直在找你啊！」我看著他，感覺很像家鄉的鳥，但又不太像。「我跟你說啊，在這塊土地生活不難，但是你要跟我一樣，眼睛要放開來看這個世界，然後快速的出手，才能活下去。要能吃蟲也能吃種子。樹是一種越吃會越多的植物，對大家好，大家就會對你更好，明白嗎？」說完他就開心地振翅上下飛舞，像一道波浪般地飛走了，躲在樹皮下的天牛則往反方向飛走。他們的開心是一樣的嗎？

巴式銀鮈的提醒

離開樹，我沿著溪流飛行。「我也是從多變成少的，但是你來這邊，是從少變成多，你願意放開來嗎？」我看著眼前比我還小的魚，他大大的眼睛看著我：「我叫做巴式銀鮈，你看不太清楚我是嗎？因為我喜歡在有點渾濁的水中生活，這樣比較安全。在這片土地上也不是每一次都安全，你如果覺得快樂是需要經歷的，那痛苦也是。要知道自己的脆弱才有空間繼續探索安全的底線。不跟你多說了，要活下去，大家得各憑本事。」才說完他就不見了。究竟這片水是真的很渾濁，還是他把泥沙挑起來的，我也不知道，但是他的話聽起來非常的真誠有力。

穿山甲的提醒

「你不是我會吃的食物,所以你飛旁邊一點也沒關係。我正在探索最好的路徑,該吃的、想吃的都能找得到。每次都可以吃到一點,每一天都可以吃到自己喜歡的東西,就會很幸福唷!」聽到他這麼說,我也覺得幸福了起來。「你來這裡如果是想找自己可以做的事情,會迷路的唷!你要找的是你能做的事情,跟你會飛、我會挖洞一樣,都是本來就會的事。只要持續規律地繼續做,就會壯大起來了,那你喜歡的事情就會變得更多,大家也會更喜歡你唷。」我正想多問他點什麼時,他就變成一顆圓圓的球走掉了,然後斷斷續續地聽到他說:「這段路要這樣走才比較快!我叫穿山甲,我從小到大都會變形,跟你的改變是不一樣的變化唷!」我還在想穿山甲是怎麼變形的,突然一道黑影竄過⋯⋯

星鴉的提醒

我看到他叼著一顆種子飛過。我才看見他,他就停下來飛到我面前。他真的好大,我看著振翅的他這麼想著。「我是星鴉,我喜歡帶著我喜歡的種子到處飛,既可以吃又能播種,你懂我的意思嗎?我把我喜歡的也帶到每一個地方,這樣我到哪裡都可以生活。我們的族群都知道,要活下去就要隨身帶著自己的食物,讓它可以到處長。如果到了一個新的地方才去找食物,很快就會餓死的。你不要這麼傻,找食物不如種食物,我繼續去種食物了,這樣我死後,我的小孩也可以吃我種下的樹啊!」然後他飛往了比較低的地方,一邊吃,一邊也撒一點種子下來。對他來說,活下去並且活得好,是很重要的事情吧!

金絲蛇的提醒

看他跟我一樣有著紅色與黑邊,只是卡在中間的金色是我沒有的,而且他的顏色是一格一格的,但我是一片的。我忍不住飛得更近,停在

他的彩色格子上然後開始走著……突然間他動了起來，塊狀的顏色變成一條長長的線。「我是金絲蛇，長得跟你很像吧？但是我不會飛，也沒有翅膀，看起來像是會吃你，但實際上我只吃青蛙跟蝌蚪，跟你想的不一樣吧？」我心想才頭一次見面，只覺得他很美麗，但我沒有像他想得這麼多。他看著我說：「不管你想什麼，都跟我想的不一樣。如果你想要跟我一樣，那也是你多想的，我不需要你了解我，我只需要我自己明白就好。」說完就一溜煙地走了。看著他留在地上淺淺的痕跡，我在想，他真的不需要人家明白他嗎？

台灣水鹿的提醒

「你喜歡這塊土地嗎？」我停在他的鼻尖上，看著他三叉的角。「我在台灣這片土地上生存很久了，跟我一樣的水鹿，沒有像我一樣能活在這麼高的山上的，只有這塊土地給我這樣的能量，讓我能往上探索，讓我體驗到『我的極限』是可以再被延展的。我以為是我有問題，沒想到問題只是讓我發現我可以再繼續的一種提醒而已。你喜歡這裡嗎？你想在這裡繁衍你的族群嗎？這塊土地有高山有低谷、有大川連接到汪洋。只要用力穿越，你就能輕易地連接陸海空，傳遞你的願望。我在這邊許下的願望還在開展，你的願望會與我相連嗎？」雲輕輕地從我們之間飄過，但是我感覺水鹿的視線穿越了一切，跟我的心交會在一起。他理解我所經歷的一切，他理解我想將豐盛交給這土地的願望。他跟我一樣，深深愛上了這片土地。

蝴蝶在台灣的路徑探索

我是圈圈，我療癒你

　　決定好在這棵樹降落，他跟我喜歡的樹味道一樣。突然空氣中濕氣變濃，一點點的雨降下，我躲在樹葉後面等雨停，一陣窸窸窣窣的聲音從地上傳來。一顆黃黃圓圓的頭跑出來，頭上還頂著一片尖尖的葉子，說：「我是小黃鼠狼。你小心，不要被雨打得太濕，一點點濕就要抖掉，甩開那些不屬你的灰塵，好好的『淨化』，你就可以飛得更好唷！」我還在感受逐漸變重的翅膀的同時，鳥鳴聲帶來太陽的訊息。

　　我抬頭想要看是哪一個鳥，卻發現聲音來自地上，一個頭頂跟我一樣紅紅的，但是身上又有白、綠、藍、黑的顏色。感覺他好像不會飛，只會在地上跳的時候，他卻輕巧地飛了起來。「我是八色鳥，夏天才會來這塊土地。我是為了看得更『清晰』，所以連地上也要檢查，不管是危險的或是可以吃的，都不能放過，這樣我們經過的每一個地方才會跟我們更相容，知道嗎？」說完就飛走了。原來他的肚子是白色，還有著紅屁股啊！總算看清楚了。

　　我張開翅膀讓陽光再曬曬。「哇，你變大了？」我轉身看見遠處的草叢中，突然有一個影子快速地移動靠近。「我是野兔，我看到你變大了。在這塊土地上，長大很重要唷！要讓自己的身體順著發育來擴張，將自己的存在發揮到最大，一方面可以玩得更過癮，另一方面對自己也交代得過去。如果帶著身體來這世界遊歷了，怎麼能不求『成長』呢？記得多張開翅膀飛，你就會發現，不管用哪一種速度移動都很好玩唷！」再度沒入草叢的他，這次沒有造成太多草的搖曳。不知道他怎麼可以長得

這麼厲害，但是我也有我飛行的特色，這是我的天賦啊！

帶著我的特色，我決定一口氣飛得很遠，讓這片土地看到我的成長。然後我感覺水的味道改變了，四周的水氣也越來越旺盛，突然間一陣水珠從天而降，但是我沒聽到雷聲啊！「是我在翻身啦！我是大翅鯨，我也是游了好久才靠近這座島。小小的土地上有好多種鯨豚的蹤跡，我覺得太有趣了，所以也想來這邊『體驗』看看，一次可以看到很多種不同動物的感受。果然還沒繞完一圈，居然連你這種彩色的蝴蝶都看到了。這塊土地太奇妙，一定也是海洋與大地所深愛的島嶼啊！」我看著他大大的翅膀有著跟我不一樣的顏色，卻也能快速移動，這也是我超凡的體驗啊！

你是圈圈，你療癒我

飛回島內，我沿著溪水往前飛，感受到空氣中的濕度跟味道變得不一樣。剛才的體驗還在發酵，但是當下也是強烈的存在著，感受到激烈的拉扯，擔心自己是不是有可能錯過了什麼。我一邊思考著，不禁停下腳步落在地上，突然間土堆變得越來越高。我往後退，一個尖尖的鼻子伸了出來。「思考是一回事，但是停在一個地方想事情，叫做卡住唷！我是擅長『內省』的鼴鼠，我每次挖土都是清楚感受當下土塊給我的訊息，然後才去對比之前的經驗，再決定要不要向下挖掘唷。如果你一直在想自己錯過什麼，你就是在懊悔。一直在自責之中不會進步的唷！」他說完一轉身就溜走，小小的尾巴跟他的鼻子不成正比，但是夠他用了吧！對啊，那我呢？我應該怎樣發揮自己，才是最大的發揮呢？振翅再飛，答案要靠我自己找出來！

這次飛翔，我先重新檢視自己現在的狀況、翅膀的完整度、距離天黑還有多久、我還有多少機會可以探索蜜源、我要在哪裡休息……。一邊靠著之前的經驗來判斷，一邊也仔細地觀察地形的演變，緊鄰著溪水

就沒有花，但是距離稍微遠一點就會有大大小小的花朵，還有一些果實。這條溪水雖然我沒來過，但也是一個很豐盛的地方啊！「是啊，只要能夠好好整合，透過『重建』來與當下的資源連結，沒有一個動物會在陌生的地方倒下的。我是住在這裡的山椒魚，你要再飛下來一點才能看到我唷！」我循著聲音停在溪流的一塊石頭上，流水輕輕滑過他的身軀。他似乎很享受水的樣子！「你的旅程已經因為你的願望而開展，這片土地會因為你的探索而豐盛的。祝福你啊～蝴蝶，歡迎加入這塊土地，請繼續往上飛，更多的動物夥伴正在等候你的蒞臨！」我輕輕往上飛，他笑盈盈地看著我離開，讓我覺得很暖。

溪流再往上，水量雖然不大，但是水流札實地激起很多水花。我專注地飛翔，避免讓水花濺到我的翅膀，一個過彎時，我看到跟我一樣有著類似圓形斑點的魚。「我在等你唷，你是我們的夥伴，謝謝你願意『信任』你自己與我們，而來到這塊土地。我是櫻花鉤吻鮭，跟你一樣來自遙遠的地方，但要在這塊土地找到舒適的位置，你才能明白，只要打開身心來『信任』，土地不論在哪一個位置，都會給我們無條件的愛。讓你跟我的美，都成為這塊土地無可取代的顏色吧！」我看著他漂亮的身體曲線與那些斑點，便開始在他面前跳起舞來，因為他的美喚醒了我對自己美麗的意識。

隨著我輕踏出的舞步，風輕柔地將我抬起，陪我一起轉圈。在每一個圈中，我感覺自己變大了起來，瞬間移動了很遠的距離。在我還在感受這份位移的時候，我撞上了一陣輕柔的感受。我從一堆羽毛中起身，那堆羽毛退後了一點。「你的出場很特別啊，蝴蝶。」我看清楚眼前的動物，長得很像貓頭鷹。「親愛的蝴蝶你好，我是草鴞，是不住在樹上的貓頭鷹。」他似乎聽到了我的心聲，還對我眨了一下眼。「我一直在想是怎樣的蝴蝶會來到我們的島嶼，果然你跟我想的都不一樣，但你還是一位蝴蝶，一位願意踏出自己舒適圈的蝴蝶，讓我看見不一樣的力量

與彈性。你真的是『智慧』的另一種展現，是豐厚這塊土地不能缺少的色彩啊！」我看著眼前這個像是貓頭鷹又不像貓頭鷹的鳥，覺得有種看見造物者為這世界開啟不一樣的禮物的感覺。他輕輕張開翅膀，讓我憑借風力展翅，就跟我自己飛行一樣順暢。

連結我們，成為一體

我在這片土地上的飛行，有種越來越順的感覺，已經沒有旅行的感覺很久了……雖然很多動物跟我想的不一樣，但是他們給我的話與祝福，似乎都跟我之前的經歷一樣。我再度審視眼前的自己，發現自己在這段時間，非但沒有磨損什麼，還因為不同的養分而閃閃發光著。而我也想要在這裡找到我的伴侶，更甚者是，我似乎已經可以看見跟我一樣的蝴蝶在這片土地飛舞的樣子。「是啊，你愛上了我們、愛上這塊土地，你愛上你自己在這裡的樣貌，而我們也愛你唷！小小的我愛你，就是全部的『愛』了唷！我是金黃鼠耳蝙蝠，我長得跟一般的蝙蝠不一樣吧，就跟你與一般的蝴蝶不同一樣。因為愛是共通的心跳，但是有不同的躍動方式，所以我們都能好好的愛著與被愛著啊！」聽到他這樣說的時候，覺得我自己跟蝙蝠的感受都是相同的。他把我也攬進他的懷裡，他輕柔的毛髮，讓我感到一陣溫暖的支持，就像是當初我的蛹，提供給我變身然後再度施展的空間啊！然後我輕輕地對這塊土地說：「我愛你們。」

說出這句話的時候，一陣特別的光滑過，天瞬間變黑，他的光變得很大。他牽起我的手說：「一起飛吧！用不一樣的光看看這世界，即便在黑暗之中，這片土地都是溫柔多情而且充滿連結的。來吧！」他帶我看著花連著樹、熊背上停著睡著的鳥、樹葉包著蝙蝠與昆蟲、草的根與土地緊緊相依。他的光讓我看見我在黑暗中也是一個獨特的存在，他說：「我是螢火蟲，我們從水之中誕生再飛到日光下。你看見的光，都是我們共享的『光明』。我在日光下縱覽世界引導，在黑暗之中我們是

安心的指示，因為我們就是自己的光。」當他這樣說的時候，我感覺自己也閃閃發亮了起來，土地上的每一雙眼睛都映出我的身影。我輕巧地轉身，翅膀製造出來的風也被吸進大家的身體之中。那一刻的交換，我感受到我成為島嶼的光，而這道光深深的溫柔，延展到這片土地裡。

在那深深的土裡，螞蟻們一個接一個的出現。帶著光、帶著愛的一個個螞蟻，他們不斷傳來大地媽媽的訊息。「我們是力量，是你的力量，是大地的力量，是大地媽媽無條件的愛。我們跟你一樣，都是從小小的卵，一個階段、一個階段地慢慢長大，然後成為這世界獨一無二的『**力量**』。為了自己的存在而努力，也為了群體的延續而壯大著，與這塊土地一起支持世界！」在他們說話的時候，我發現我也發出跟螞蟻一樣的語言，我們相通的心意穿透身體，那樣全然相通的意識充滿整個空間，我突然覺得自己是陸生的昆蟲、也是空生的飛鳥；我也覺得自己是一個海生的海豚，我的翅膀縮小變成有力的魚鰭，游在水下、衝出海面，我感覺自己的身體在這之中又變成了其他的生物。在一切的變化之中，我還是我，一如開始的我，從一個卵，從大地媽媽生的意識之中，藉由母親的身體化育我的存在，然後經歷千萬次的細胞分裂再重組。我清楚意識到自己『**純潔**』的生之慾，一種純粹想成為世界一環的心，我就出生了。

因為我想成為世界的一部分，因為我是世界不可或缺的一環，我出生了。

蝴蝶，
連接我們，成為一個圓。

蝴蝶對天群的提問

飛了很久，看見很多動物、展開了不同面向的探索，也聽到很多不一樣的對話，我聽到了一個疑問⋯⋯

大地母親的提問

「這世界上都是你可以生長的土地，為什麼你選擇移動到我腳下的小土塊呢？親愛的蝴蝶。」我看著眼前濕潤的龜，他衷心的提問。他小小的，但是聲音很踏實的從他的腹中傳來。他是大地媽媽在這塊土地的化身，他身上溫潤的土壤味道，跟我來的地方的味道相比，多了更多濕潤的水氣。他輕輕張開他的龜甲，我意識到這是一個充滿彈性的龜，他是很特別的「食蛇龜」。他輕輕閉上眼睛，耐心等待我的回答。

「我被我喜歡的氣味引導到這裡，這裡有許多我喜歡並且熟悉的樹，還有很多我不熟悉的花香，但是都會綻放出善意的香甜，有如故鄉的花一般親密，讓我不覺得自己是陌生人。當我往上飛到不一樣的高度，出現跟我不一樣長相的蝴蝶同伴也會指引我花徑。我能清楚感受到自己在這裡，大地大方慷慨地給我養分，讓我清楚感受到我出生的土地，與這塊土地是相連的。我們都是『大地母親』無條件的愛之下的產物。」

太陽父親的提問

「那⋯⋯經過了這麼長的探索與旅程，你的初心跟現在的心是一致的嗎？」被烈日曬得暖烘烘的「草蜥」，我知道他是太陽父親的使者。他的尾巴輕巧地掛在葉子上，應該要是搖來晃去的，但是他卻一動也不

動穩穩地看著我、向我發問，一如太陽傳遞爽快的光明。

「我的初心是將我土地上大靈傳遞給我的藥輪，向外拓展開來，讓美善的訊息成為一個個的圈圈，與萬物相連，回歸到大地緊密的相連之中。這個想法跟著我每一次的呼吸，來回在天地與我之間，沒有改變過。」草蜥一個瞬間移動到我眼前，說：「那你知曉你自己最大的力量是什麼嗎？不然你如何面對這個旅程？」我沒有移動半分，呼吸，清楚看著草蜥後回答：「我最大的力量就是我自己，我將自己發揮到極致，在對的地方飛翔，在該休息的時候斂翅，在錯誤的時候明確的表態。日光應證我的軌跡，太陽照耀我的初心。」

月亮祖母的提問

一瞬之間我被唧入水中，全身都被水包圍。過快的速度產生很多氣泡，這些氣泡慢慢包圍我，讓無法呼吸的我，開始有點空氣可以喘息。「會怕嗎？」「會……唔……」我困難地回答著。然後瞬間我又回到陸地上，眼前是一位「潛鳥」。他一邊梳理羽毛上的水一邊說：「你應該是第一個到這麼深的海水裡的蝴蝶唔，你之前有經歷這樣的冒險嗎？」「沒有，我喝水，用腳泡泡水，但是不會全身泡進水裡。」潛鳥再度用嘴唧著我：「我隨時都可以讓你泡在水裡面。」「那我的意識還是會傳遞藥輪的美善，因為我已經與各種動物都連接了，我們都是圓的一部分。不管在天空、陸地抑或海底，我的圈圈夥伴都與我一體，彼此療癒，圓滿藥輪。」潛鳥溫柔地將我放下：「我也在其中守護你，成就圓。在天上的太陽、月亮與星星都是陪伴動物的引導，環境是支持你們拓展的空間，唯有你們忘記自己是誰，環境才會成為你們的考驗。別忘了，我是你在黑暗中的守護，就連在夢裡，你都是深深被寵愛的動物。」然後我又輕快地飛舞起來，在黑暗中，與每一個動物一起痛快的畫著圓，療癒著彼此，陪伴著對方。

我是蝴蝶，從遙遠的地方來了。我帶著一個意識，經過無數道光陰、無數個身體，我是把在北美洲的圈圈帶來台灣的鳳蝶。那些深植在我們土地上的圈圈，從天上、從地底、從動物、從植物中傳來的訊息，都是我想再深化分享給諸位的訊息，因為那讓真實的愛可以穿透你我的距離，化作相連的圓。

「我是圈圈，我療癒你；

你是圈圈，你療癒我；

連結我們成為一體，

連接我們成為一個圓。」

蝴蝶的綻放

藥輪在台灣

那時候喜歡自己一個人出門逛逛。出門三、四天不回家是常有的事情。行囊不用複雜，現金沒有了就回家，很簡單的旅行，只是成為土地的一部分。

那是一個不太熱的夏天午後，我已經走了三、四個小時，中間有一度搭上便車，因為單身女生走在山路上很危險，而被往回送了好長一段路。下車謝過大哥、阿姨後，回頭繼續往上，索性不走馬路旁，而隨意走入路邊的道路。房子有時候有、有時候無，有狗守護的房子未必有人居住，有人居住的房子也未必養狗。我坐在狗的身旁，跟他分享我的饅頭，我們都不太餓，他吃了一口，我也吃了一口。他引導我去後面的水龍頭喝水，我也用雙手接水餵他喝，一口他喝、一口我喝，就這樣交錯著。突然，有一個大大的蝴蝶停在我的手上，他也喝起水來。我等著他喝，把手握得更緊一點，避免水太快流光。蝴蝶就這樣慢慢地喝，狗也沒動、我也沒動，水流光了，我只好稍微移動一下手，要轉開手龍頭再接水。蝴蝶沒有移動，我驚訝這樣的停留，更仔細的看著眼前頗大的蝴蝶。黑黑紅紅的翅膀，還有長尾巴，真美。

我又掬了一手水，蝴蝶喝著，我好奇的也將臉彎下，跟他一起喝。他沒動，而是沿著我的臉頰爬到我的眼鏡架上，停留了很久。那一刻，我覺得自己變得好老，而他變得好大，覆蓋住我整個臉頰，我們在那刻是心意相通的。然後雨滴落下，他輕巧地在雨滴之間飛舞，回到森林。

狗狗輕輕推著我往外走，再度回到道路上，我還在想要往山上繼續走，還是應該往山下走的時候，狗狗再度撞撞我的屁股，陪我往下山的方向走。地上很乾，剛才那陣雨很短暫嗎？我一邊想著，一台小發財車便邀請我上車載我下山。我坐在後車斗，沒有雨遮，天空很藍，只剩下手上濕濕的觸感，連狗什麼時候不見了都想不起來，但是我記得那個蝴蝶的樣子。

　　回到都市，看過很多種蝴蝶，卻沒有看到這麼大的。有看過一個大大黃黃的蝴蝶，也沒有尾巴，但比起蝴蝶，我更常想起那個狗的眼神，黑黑褐色的眼球。看著街上越來越少的流浪狗，會在心裡想起那個跟我一起喝水的狗。日子繼續過著，都市中的動物越來越少，人越來越多。開業後，學習藥輪的那個冬天，偶然看見一篇報導，是關於鳳蝶的，整個心就炸裂了。

　　一眼就認出，畫面中的蝴蝶是當初停在我眼鏡上的蝴蝶，跟我和狗一起喝水的蝴蝶。那交融的相通感，瞬間再度灌滿全身。看著自己全身起雞皮疙瘩的樣子，我看見藥輪圈中的蝴蝶再次向我飛來，從遙遠遙遠的那塊大陸、經歷不同的風雨、喝下不同地區的水，然後來到台灣這座小島，留下他的訊息、蛹化、在適當的時間展現，然後繼續傳遞他美善的力量。這就是我想在台灣持續傳遞藥輪的原因。因為早在一千八百萬年前，蝴蝶已經將祝福留在台灣，留給我們關於藥輪的訊息。此刻的開展，就是最好的綻放。

延伸資訊

北美直飛來台，學者證實「國蝶」寬尾鳳蝶為獨立物種
https://e-info.org.tw/node/111750

第 6 章

——

藥輪應用篇

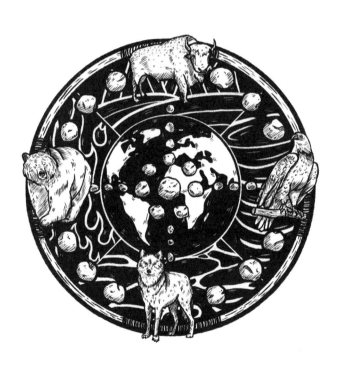

一起來玩出自己的藥輪

　　如果忘記了，就翻回去對對書的內容和藥輪圖，讓我們從自己的生日開始出發唷！

　　我是 6 月 9 日出生的人，所以我是「玉米種植」之月的鹿人，是東方的第三個月亮，屬於蝴蝶家族！

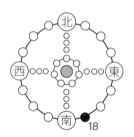

18 玉米種植
鹿

所以你是＿＿月＿＿日出生，

你是＿＿＿＿＿＿＿之月的

＿＿＿＿＿人，

是＿＿方的第＿＿個月亮，

屬於＿＿＿＿＿家族！

　　填寫藥輪開篇的直覺遊戲（P.20）時，我直覺想選海龜，因為我真的非常喜歡大海。但是！每次進入海裡都需要花很多時間才能適應，到現在還也常溺水。很妙的是，雖然我無法飛，但是很喜歡跟風在一起的感覺，不管是騎車或踩腳踏車都會努力一點趕上風，所以後來選了蝴蝶！因為雷鳥對我來說有種太豔麗的壓迫感！

　　那……你有感受到，你是生活在哪一個領域的動物嗎？你跟環境的關係好嗎？

　　我在開篇的時候選了三個數字，分別是 7、22、36。轉換到日常，

除了生活中的狗、貓，我最常看見的動物真的就是鳥跟螞蟻了！
每天都會見到！

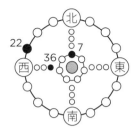

7 雷鳥家族
雷鳥

22 群鴨飛遷
渡鴉

36 力量
螞蟻

　　跟我一起填寫到這裡，你就可以開始用自己的方式去探索，在
日常生活中，你跟動物的關係是什麼唷！

我給自己的小筆記

選到這三個數字的我，推動我寫這本書的內在，是因為不甘於
藥輪是冷門的學問，藥輪應該是一個跟星座一樣容易理解的時
間分類系統。雷鳥協助我的前行！而且這本書就是在我的雷鳥
年面世的！

寫作過程中我對自己非常嚴格 —— 既要寫得清楚，又要寫得接
地氣。希望大家都能了解，藥輪是一個好入手的工具，因為很
多動物都是帶著愛圍繞在我們身邊的。我不斷煉化自己的文字，
希望它是可以讓更多人親近動物的！這是蝴蝶家族的群鴨飛遷
帶給我的內在引導，讓美好的知識優化得以延續下去。

而後是螞蟻給我祝福，讓書成為一種力量的彰顯，讓我意識到
一本書能帶給台灣的影響遠比我想像的更大。最後是所有的方
位都集中在西方，意味著這本書的旅程會從內在走到外在，所
以當初在書寫時，我的內在衝突也很多，需要一直修改自己的
語言變得更落地；是因為我的藥輪書，在雷鳥的引導下要往北
方走，要讓藥輪的光成為每一個人的選擇，讓每一份療癒，都
成為自己的祝福，讓地球的力量，可以更有感地周繞你我。

流年與流月計算

藥輪如何在不同的時間點裡給我支持呢？

當你知道自己的基本資訊，明白自己是哪一個月份的月亮，就有很多東西可以玩唷！

讓我們從一年這個單位開始轉起吧！

藥輪的流年計算法

流年就是用另一種方式去檢視「自己生命在此刻的基調」，因此在計算流年的時候，就是以自己出生的月份（十二月亮）作為基準。

換句話說，每個人在 0 歲以及每逢 12 的倍數年時，出生月份的十二月亮就是你的流年。如果實歲除以 12 後還有「餘數」，便以出生月份為基準再往下數，餘數為 4 就往下 4 個月亮，該月亮就是你現在的流年！請注意，要用「實歲」，不是虛歲唷！

所以現在我們來看看，小春是 1983 年 6 月 9 日出生的蝴蝶玉米人，那 2022 年的 6 月 8 日跟 6 月 9 日，她的流年是？

答案： 6 月 8 日是雷鳥採莓鱘魚人，6 月 9 月日海龜收穫棕熊人。你都算對了嗎？讓我們來驗算一下！

2022 － 1983 ＝ 39，39 ÷ 12 ＝ 3 又餘 3，以玉米之月為 0（基準），以你的生日當天作為分界，餘 3 便往下數 3 個月，就可以得到答案囉～

我是＿＿＿＿＿家族＿＿＿＿＿＿＿月亮的＿＿＿＿＿＿人。

今年滿＿＿＿＿歲除以 12，得到餘數＿＿＿。

從我自己的出生月份開始計算，

今年的我流年是＿＿＿＿方＿＿＿＿＿＿之月。

藥輪的流月計算法

接下來就來看看自己現在正位在哪一個月亮裡（也就是「流月」），而這個月亮跟你本來的月亮，又是怎樣的關係呢？

流月的算法，是以流年的月份（月亮）為基準點，並計算從當天到出生日期間經過了幾個月份（月亮），由流年月亮再往下數而得出的。

假設今天是 2023 年 8 月 24 日，對 1983 年 6 月 9 日出生的小春來說，流年算法為：2023 − 1983 = 40，40 ÷ 12 = 3 又餘 4，因此小春的流年便是以 6 月 9 日所屬的玉米種植之月為基準，再往下數 4 個月亮的 22 群鴨飛遷之月。

得出流年為 22 群鴨飛遷之後，便將其設定為流月基準點（第 0 月），接著推算出從出生的 6 月 9 日到今天 8 月 24 日，一共經過了幾個月份（月亮），如下所示：

㉒群鴨飛遷：第 0 月，不計算

㉓結凍：第 1 個月，6/9 ～ 7/8

㉔長雪：第 2 個月，7/9 ～ 8/8

⑬大地復原：第 3 個月，8/9 ～ 9/8

所以 2023 年的 8 月 24 日當時，小春的流月是大地復原。而完整的解讀是：小春的流年是群鴨飛遷所屬的「蝴蝶渡鴉人」，而流月是大地復原所屬的「海龜雪雁人」！

不論是流年或是流月，「都是從自己出發唷」！你是自己的造物者，不論你在藥輪中是屬於哪一個家族、哪一個方位的月亮，你都是最重要的存在，藥輪都是從你開始轉動到整個世界的！

關於流年的解讀，以下也再提供一些具體的建議方向供你參考：

1. 都是從自己出發，從自己的本命去以理解，例如：玉米鹿人小春正值蛙回歸年，而蝴蝶跟海龜的關係為何呢？蛙回歸重視家裡存在的一切，與蝴蝶想要對外傳遞美善的心相悖，如何才不會有受挫感，而是可以讓安全感提升呢？

2. 回算自己上一次經歷這個月份的時候，生活品質如何？難以過關的點在哪裡？但是覺得舒服的點又在哪裡？別忘了還有流月可以參考唷！

3. 回到書中，在閱讀當月份的介紹時，直接觸動你的點是什麼？如何可以讓動物的能量傳遞給你，讓自己被為難的事情，當作一種練習而不是被挑戰。

解盤練習

記得自己在一開始時，在 1 ～ 36 的數字之中，你寫下了哪三個數字，那就是藥輪要送給你的禮物。請記得翻回那幾個數字所代表的單元，再重新讀一讀藥輪想要提醒你的訊息。

接著我就繼續分享小春的選擇。她選了 2、7、36，分別是「大地母親」、「雷鳥家族」與「力量」。所以藥輪與小春的邂逅，想要給小春的提醒與祝福是：

藥輪一如「2 大地母親」，能給你踏實的力量，支持你成就自己，因為你正處於發展自己的過程。「7 雷鳥家族」則提醒你，是否正在經歷自我懷疑或是在與環境磨合的辛苦過程，一方面想要放飛自己的才能，但是因為沒看清楚支持所在而延誤了嗎？最後也別忘了自己真實的「36 力量」，擁有跟螞蟻一樣小而巨大的力量。

你是否具有跟雷鳥一樣認清自己真正的本質與能力呢？當你擁有大地媽媽無條件的愛與支持時，你有把環境之中對你有益的，加入現在的狀況之中嗎？找回你的力量，讓自己成就自己，同時裨益眾生。

跟著流年篇的資訊，我們繼續來探索小春的基本命盤加上這三個數字，藥輪所要帶給小春的訊息是：

蝴蝶家族的東方第三個月亮、玉米種植鹿人，獲得「大地母親」、「雷鳥家族」與「力量」時，會有怎樣的提醒與祝福呢？

先嘗試一下比較嚴厲的版本：

能夠以高轉速適應環境變化的玉米小春，需要檢視自己是否因雷鳥的慣性導致過勞，進而缺乏回應自己身體的需求，誤以為自己的付出是一種力量的展現，也可能是一種蝴蝶行善的匱乏。雖然大地媽媽的愛穩穩地支撐著玉米鹿，但是祂其實也想提醒你——腳下的泥土、你手腳所踏著的路上，你有看清楚支撐你的人、支撐你的土地是什麼樣貌嗎？是他們不夠愛你？還是你只顧著往前而沒有說清楚需求呢？還是應該換句話問，你知道自己要什麼嗎？真的還記得蝴蝶好，大家會同時好嗎？但是要你「先」好啊。

再試著想想溫柔的說法：

藥輪想要祝福你的是——有土地的地方，都是值得你奔馳的方向。因為身為一個鹿，你同時擁有鳥的力量可以飛翔；在多變的時節裡，你是一個發光的小太陽，高效的傳遞美善的能量到世界中。有點累的時候記得休息，大地媽媽會讓你快而有效率地恢復唷！

不管是哪一種觀點，都是延續書中的論點去發展的，因為藥輪並不是非黑即白，而是在連續的時間中所累積傳遞的訊息。如果你願意好好閱讀，用生命去領略，也可以跟同好一起討論，你將會發現 —— 藥輪的圈圈一直週繞著我們，用一種清明的目光，帶領我們看見自己與環境的關係，讓我們安然自在。

只要記得，解讀藥輪並非感覺的詮釋。藥輪是奠基在動物、植物、礦物與天地的訊息，而非人類主觀訊息的包裝，回到天地宇宙，通天人而全知。

用藥輪「解」問題

「解」是一種面對，而藥輪會協助你的「面對」。

所謂的「問題」並非表示你有問題，而是指你具備問題意識。可能是在這個月你會有一些特別的體驗；或者是你對自己的藥輪理解不足，想要試著問問；或是說，在這個方位的季節之前，你想要多獲得點訊息；又或是，眼前的人跟他的藥輪解析不太像，所以你有疑問。有問題意識真的是太棒的事情了！

讓我來舉些例子，讓以上的話轉化得更淺白：
1. 我回想自己在冬季時，往往都蠻開心的，沒有藥輪書說的西方的那種幽暗感覺，為什麼啊？
2. 我最近一直看到老鷹，天上也是，網路上也是，朋友跟我聊天也會突然提到老鷹。我記得老鷹是東方的代表，是有什麼東方的訊息嗎？
   （不好意思，身為一位動物溝通者，我想龜毛一下，不是大鳥就是老鷹，看到還是稍微查一下比較好齁～）
3. 我最近愛上了一個人，他有可能喜歡我嗎？我有機會跟他交往嗎？
4. 我有機會在今年賺到一百萬嗎？

然後我們就可以跟開篇一樣，從 1～36 中選出三個數字，來幫你聚焦問題跟探索方向。請跟著以下步驟來玩吧～

第一階段：好好問問題

請容我先提醒大家 ——「問題問清楚，很重要！」

我且以第 4 個例子來做說明：

如果你是在年底才問這題，除非你本身的工作就屬於高投資報酬率，不然會建議你把問題修正為：「我有機會在年底前，獲得超出我預期的一百萬嗎？」

或者你應該想清楚，你的年底是西洋曆的年底，還是你的流年的最後一個月呢？畢竟這是你的想要，當然還是要自己負責。

另外，獲得一百萬跟存下一百萬是不一樣的。請具體理解問問題的你，是需要什麼才這樣問，然後細心一點，請連幣值都想清楚。仔細不會出錯，問題範圍太廣的話，表示你缺乏問題意識。

第二階段：問問題前的聚焦

首先問題分成兩種類型，你在其中或是不在其中。

舉例來說，你的問題如果是第 1 和第 2 種類型，而且不是你本人有什麼特定的問題，而是單純想詢問藥輪在近期要給你的訊息，你可以 36 個方位（數字）都想。

若你的問題是以「我的需求」開頭，如之前舉例的第 3 和第 4 類型，請你在冥想數字的時候，排除自己的數字；也就是說，如果抽到自己的數字，請重抽，但是順序不變！（像是小春是玉米種植之月，就排除「18」不抽，因為你已經有問題意識，你就不是自己的問題。）

第三階段：正式冥想問問題

請在心中再重述一次問題，並且清楚地講出來，要重複多說幾次也很好，這是一種釐清的過程。然後直覺選出三個數字，請記得自己選擇的「順序」，最好請寫下來。

如果是關於「我」的問題，當你想到自己的數字時，記得就要再換一個數字，但是只有換數字不換順位。如果你在第一順位的數字就選到自己的數字，只要再另外再想一個，但還是維持在第一順位。

　　以小春為例：小春心中想著 18、32、22；其中 18 是玉米種植之月，所以小春就需要另外想一個數字，於是她想到 6，所以這個問題給小春的解答是：6、32、22。

　　而這三個數字，有著不同的意義：

　　第一個數字：問題顯化的方向

　　第二個數字：你現在擁有的資源，但可能被你忽略的面向。

　　第三個數字：問題具體困擾你的方式在哪裡。

　　第二、三個數字，如果覺得還不夠具體，都能再補一個數字來加強說明。

　　以小春為例，如果她覺得〈32 信任〉這篇看不太懂，可以再冥想一個數字，於是她得到了 17，那就把 17 加入一起解。〈22 群鴨飛遷〉看完她也感到困惑，於是又補想了 16，這樣 17 跟 16 都是建立在 32、22 之上，來協助小春解決問題的。

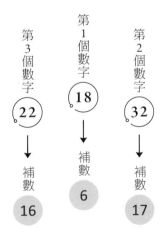

現在我們就把小春帶入第 4 題來解答看看：

「小春有可能在年底獲得一百萬嗎？」

假設小春是在六月問這個問題，因為他是玉米鹿人，選到了「6 青蛙家族」，所以她要先回去看看第一個青蛙家族的月份，當時她的收入是否有超出預期？所以她要先看強風之月的收益狀況，再思考烈日與結凍之月是否也是她高收益的月份。特別著重在這兩個月份，也是很重要的！

第二個數字是「32 信任」，我會詢問小春是否有來自親友直接餽贈的機會，可能不是特別親近的人，但是對小春懷著信任的人；或者說，要臨時借到這筆錢，在青蛙之月是蠻有可能的。繼續談「17 蛙回歸」，就真的表示在她所信任、安全範圍內的家人，或是符合以上條件且被小春認定的家人之中，其實有這筆錢準備要給她，因為這就是一個注定的發生，下一回換成由你出錢而已。大家互相，時間是個圓，大家都有表現的機會。

嚴厲版

這個問題我就會想問小春：「你真的相信自己可以賺到一百萬嗎？」或是說：「你真的想賺一百萬，還是問開心的？」延伸來說，她再抽了「17 蛙回歸」，我會繼續問問小春是否有家用的需求，或者金錢是安全感的延伸，所以她需要一百萬？但是得到錢，真的就安心了嗎？或是說，這樣的數字真的夠她感到安心嗎？

第三個數字是「22 群鴨飛遷」配上「16 樹萌芽」。問題具體困擾你的方式，是不是你太執著於想快速變好，所以心裡急著需要這筆錢？什麼才是你需要的到位時間，才能真的發揮解決問題呢？請回想自己的流年吧！因為這是你的問題，只有你能為自己的需求提供回應。

讓藥輪陪你過生日

在你生日的那一天，花一點時間，在一張白紙上，跟著藥輪的圖也謄寫一次藥輪圈。然後用自己喜歡的方式加上顏色，並且寫上生日願望，祝福自己，也觀察一下願望何時會實現。實現的那個時間，你為那個圈圈畫上什麼顏色？它又帶給你什麼訊息呢？這會很有趣的唷。

願你們都能享受藥輪的祝福，不限地點時刻，滿滿的祝福。

藥輪即生活，生活即藥輪。

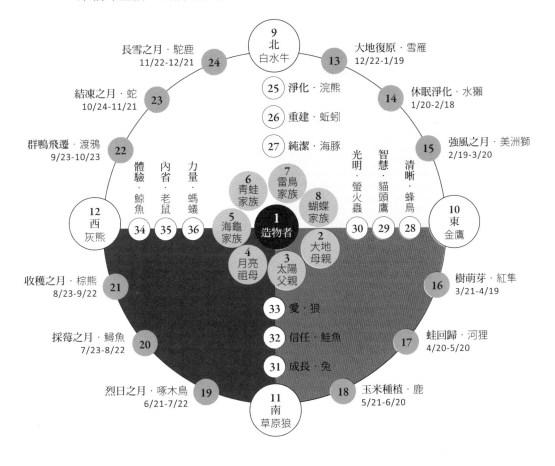

藥輪牌卡使用方法

　　牌卡是一種加強連接與藥輪的連結，又能輕易顯化在生活中的提醒。希望透過這篇說明能讓大家了解，藥輪的圈圈一直都是溫柔地療癒著我們的生活的。

　　首先，讓我們先建立連結：

1. 請把牌卡一張一張地拿起，整副牌卡至少做完一次，明確地讓牌停留在你的掌心，讓藥輪的力量進入你的身體之中。

2. 請洗牌，然後將牌整理好，將整副牌的側面對著自己，用力吹一口氣，讓牌與你的呼吸連結。

3. 請按照藥輪圈 1 ～ 36 方位的順序，排列出自己的藥輪圈，並唸出藥輪祈禱文：「我是圈圈，我療癒你；你是圈圈，你療癒我；連結我們成為一體，連接我們成為一個圓。」

4. 然後請看著眼前的牌陣，感受藥輪圈給你的祝福。

藥輪牌卡的使用方法

一、日日抽牌，時時祝福

　　可以選擇每天起床後，或是出門前抽一張，看看牌卡給你的提醒與祝福。如果還來不及看完整本書，至少可以翻到每個單元最末的「春花媽小語」給自己做參考。

連續抽牌七天後，可以花點時間整理一下，各種方位或是陸海空的動物，哪一種常常出現在你的生活之中，又代表什麼意義呢？越讓自己與藥輪產生連結，會發現圈圈給你的支持，遠超過你的理解。

延伸說明：

每個月或是每一週，安排固定一天抽牌，可以當作當月、當週的指南來應用。

二、換個角度，面對掙扎

面對一個困擾你多時的事情，但是你還沒有明確的立場準備好要面對，而需要多一點面向的意見，就可以考慮抽藥輪牌卡來探探。你可以從牌卡的指示中，去分析哪一個面向對自己比較有利。

舉例來說，抽到自己的方位或是族群相關，或是自己方位的路徑牌卡，就表示解決的方法其實還是在自己身上。如果抽到天群或是其他方位的路徑牌，表示可能需要多一點資源整合，才有可能讓事情有明確的進展。

於是你就能進一步思考，現在的你想要選擇哪一種解決方式，才會是讓你省心不費力，或者願意接受面對眼前掙扎的挑戰。

三、全年安排，重點提醒

花點時間好好靜心，整理好場地，然後把牌卡依照藥輪圈的順序排出來。請對藥輪圈誠心的說明，你希望透過藥輪的指引，告訴我們在一年之中，每個月份需要的注意的重點與祝福。

然後依序抽出每一個月份（特別說明：不一定要從一月開始，而是從你想要開始問的那個月開始也可以），然後依序抽出十二張牌，再依序解牌。

建議可以先分成四季，再區分為上、下半年，再縱觀全年來討論（這

個部分，我們在主題工作坊會帶大家玩唷）。

延伸說明：

一、抽到覺得為難的牌，該怎麼辦？

可以誠心向藥輪說明，說出自己覺得被為難的部分，請求藥輪圈再給你一個幫助。請藥輪針對你覺得為難的地方，給你明確的支持，再賜給你一張牌，讓你緊張的心情可以更加舒緩。

二、抽到你覺得不太明白的牌時

一樣可以請藥輪再給你更明確點指引，建議要釐清自己不懂的地方為何，具體地向藥輪圈說明，讓藥輪可以給你更有力的提醒。記得唷！從現在開始跟藥輪溝通，你的圈圈會更適合你，會讓你更有力唷！

最後，我想分享一個很甜的使用方式！

選一張你喜歡的牌卡，隨身攜帶。可以跟悠遊卡放在一起，請祂在伴隨你的時候，給你力量、給你支持，並且在你感受到藥輪的力量時，摸摸那張牌卡說：「我知道了。」如此一來，就會有更多的藥輪力量匯聚在你身上。

就讓我們被寵愛吧！因為我們本來就是被圈圈寵愛的人啊。

跋

　　小時候很喜歡紅色，長大之後卻很少與紅色連結，但是很習慣在試寫筆的紙上畫幾個圓圈，或是畫一個簡單的蝴蝶線稿，或是寫下「台灣」兩字。我喜歡可以流暢寫出這些字的筆，覺得那樣的筆很好寫。

　　寫書的時候，我被帶去台灣的一座小離島，四天寫了五萬字的初稿。對我來說，我記錄下來的是我所知道的，也可以說是藥輪在台灣的旅行筆記。圈圈找到了更多的圈圈來為這份力量加碼；也可以說，圈圈擴大的圈圈讓圓落地順流，與這塊土地相連，這一份融合的感覺讓我深深感動不已。身為一個台灣人，我們有的福氣，除了擁有跟島嶼不成比例的動物多元性、植物多樣性、特殊的礦物等，更多的是相連的氣韻、在台灣這片土地上很多物種的延續揭示的生命奇蹟、我們的地理位置、我們的歷史定位。我們的活著，無一不顯示，我們跟當初越洋穿山而來的蝴蝶一樣，有活著的勇氣。我們都要為自己的生命負責的。

　　前文台灣篇的動物提醒，是這些年來動物給我的訊息，我把它們一一帶入到圈圈裡。蝴蝶不斷為我帶路，讓我有機會得以從各個面向去探索台灣動物與藥輪的連結；也是這一份看見，我想讓大家與我同福、共同領略，在地球上、在宇宙中，被大地媽媽深愛的我們，是如此地幸運。願藥輪療癒你，也週繞你我。

　　最後我想要深深感謝慶祐、華齡。書寫的空間到處都有，出書的機會卻不是準備好就夠了。藥輪不是為了一個出場就熱賣，而是為世界留

下一份祝福的種子，讓大地媽媽的愛在每一個世代都能開花結果，讓人人都能透過藥輪，理解動物傳遞給我們的愛與療癒。謝謝你們給我機會出書。

謝謝淑蘭，如果不是因為你當編輯，這本書一定無法在今年出版。謝謝你溫柔的堅定，讓我看見書的力量也透過你傳遞！

謝謝海龜博士威瑁跟在香港的阿森，看著我充滿錯字與自我語言慣性的初稿，幫我校準了人間高度，感恩有你們的相陪。

謝謝文宣老師，從「野動大聲講」到藥輪書，都超給力的陪伴與支持，陪我們不分日夜地在蒐集跟確認照片！實在感心到無以復加，動物有你真好，我們會繼續努力跟你一起珍惜這世界的動物的！

也深深感謝這陣子協助我們、提供我們照片的四方大德。深深感謝你們記錄下動物的身影，讓我們有機會透過你們的視角，更珍惜在世界的、在台灣的動物，讓你們經歷過的感動，也透過這本書持續擴散。深深感謝你們。

謝謝小薆，陪我邊運動邊寫稿，讓我有依靠能繼續創作。

謝謝嬌與小 Ju，總是在我鬆懈的時候給我力量，在我太用力的時候給我體貼。

謝謝卓肉以，群鴨廢物在藥輪中不斷優化自己的時候，也高速的成就藥輪與我，謝謝你出現製作牌卡、畫出動物想要呈現的樣子，謝謝你的手是這世界上珍貴的寶物之一。

謝謝大靈，讓我的手成為祢的通道。

我是圈圈，我謝謝你，謝謝你翻開這本書，成為另一個新的通道，展開療癒。

照片出處 ────────────────

本書所有的動物照片版權來源如下所列。編輯室在此特別感謝所有熱心提供授權的攝影者，以及協助徵圖與鑑別物種的曾文宣老師。感謝有您們的大方協助，這些野生動物們才有機會在本書中，展露他們在自然環境下最美麗的生命姿態。

動物名稱	攝影者	照片頁數	
巴氏銀鮈	周銘泰	P.25, 145, 239	
北美陸龜	吳建龍	P.24, 37, 238	
台灣水鼩	張育誠	P.25, 133, 239	
台灣石虎	王士豪	P.25, 105, 239	
台灣草蜥	江志緯	P.25, 41, 239	
台灣野兔	徐偉傑	P.25, 181, 239	
台灣雲豹	Joseph Wolf 繪	P.25, 125, 239	
台灣黑熊	黃美秀	P.25, 109, 239	
白尾鹿	林展蔚	P.24, 136, 238	
白海豚	余欣怡	P.25, 173, 239	
沃氏棘山蟻	許峰銓	P.25, 191, 239	
東方蜂鷹	林晉霆	P.25, 101, 239	
金絲蛇	徐偉傑	P.25, 157, 239	
長鬃山羊	徐偉傑	P.25, 96, 239	
南湖山椒魚	江志緯	P.25, 171, 239	
穿山甲	李政璋	P.25, 149, 239	
革龜	張智偉	P.24, 48, 238	
食蛇龜	徐偉傑	P.25, 37, 239	
高山小黃鼠狼	彭炳逢	P.25, 169, 239	
梅花鹿	李政璋	P.25, 137, 239	
鹿野氏鼴鼠	鄭錫奇	P.25, 189, 239	
黃魚鴞	李宜龍	P.25, 177, 239	
黑嘴端鳳頭燕鷗	陳登創	P.20, 25, 71, 239	
豎琴蛙	陳惇聿	P.20, 25, 58, 239	
欖蠵龜	春花媽	P.25, 49, 239	

創用 CC 授權

八色鳥	Jason Thompson	P.25, 175, 239	CC BY 2.0
大赤啄木鳥	Sgbeer	P.25, 141, 239	CC BY-SA 4.0
大翅鯨	National Marine Sanctuaries	P.25, 187, 239	CC BY 2.0
太平洋潛鳥	Kevin Cole	P.24, 120, 238	CC BY-SA 3.0
水獺	Sage Ross	P.24, 120, 238	CC BY-SA 3.0
北美灰熊	Denali National Park	P.20, 24, 109, 238	CC BY 2.0
河狸	Holger Uwe Schmitt	P.24, 133, 238	CC BY-SA 4.0
金黃鼠耳蝙蝠	Feng-Chou Teng	P.25, 185, 239	CC BY 3.0
金鷹	Jarkko Järvinen	P.20, 24, 101, 238	CC BY-SA 2.0

藥輪重點歸納簡表

	篇章名稱	時間	關鍵字	北美動物	台灣動物
1	造物者		一切 一體 一個圓	一切	一切
2	大地母親		豐饒 多產 支持	陸龜	食蛇龜
3	太陽父親		拓展 清楚 表現	蜥蜴	台灣草蜥
4	月亮祖母		陰影 恐懼 完整	潛鳥	太平洋潛鳥
5	海龜家族		穩定 基礎 冷酷	海龜	欖蠵龜、玳瑁
6	青蛙家族		變形 移情 壓抑	青蛙	豎琴蛙
7	雷鳥家族		信任 改革 過勞	雷鳥	黑嘴端鳳頭燕鷗
8	蝴蝶家族		善行 突變 可人	蝴蝶	寬尾鳳蝶
9	北方	春	思考 抉擇 傳遞	北美白野牛	長鬃山羊
10	東方	夏	視野 探索 離舊	金鷹	東方蜂鷹
11	南方	秋	迅速 相愛 詭祕	狼、草原狼	石虎
12	西方	冬	自處 自在 分享	灰熊	台灣黑熊
13	大地復原	12/22～1/19	榮耀 反射 固執	雪雁	黃羽鸚嘴
14	休眠淨化	1/20～2/18	彈性 創造 秩序	水獺、海獺	歐亞水獺
15	強風	2/19～3/20	曖昧 訊息 頓悟	美洲獅	台灣雲豹
16	樹萌芽	3/21～4/19	衝動 樂觀 無懼	紅隼	鳳頭蒼鷹

	篇章名稱	時間	關鍵字	北美動物	台灣動物
17	蛙回歸	4/20～5/20	務實 沉默 投入	河狸	台灣水鼬
18	玉米種植	5/21～6/20	肉體 豐盛 善變	鹿	梅花鹿
19	烈日	6/21～7/22	比較 母性 反擊	啄木鳥	大赤啄木鳥
20	採莓	7/23～8/22	逞強 祕密 榮譽	鱘魚	巴氏銀鮈
21	收穫	8/23～9/22	自我 規律 隔絕	棕熊	穿山甲
22	群鴨飛遷	9/23～10/23	先烈 優化 公平	渡鴉	星鴉
23	結凍	10/24～11/21	誤解 厭世 伴死	蛇	金絲蛇
24	長雪	11/22～12/21	傳承 古老 智慧	駝鹿、馬	台灣水鹿
25	北：淨化			浣熊	高山小黃鼠狼
26	北：重建			蚯蚓	南湖山椒魚
27	北：純潔			海豚	白海豚
28	東：清晰			蜂鳥	八色鳥
29	東：智慧			貓頭鷹	草鴞、黃魚鴞
30	東：光明			螢火蟲	螢火蟲
31	南：成長			兔子	台灣野兔
32	南：信任			鮭魚	櫻花鉤吻鮭
33	南：愛			狼	金黃鼠耳蝙蝠
34	西：體驗			鯨魚	大翅鯨
35	西：內省			老鼠	鹿野氏鼯鼠
36	西：力量			螞蟻	沃氏棘山蟻

附錄二

藥輪文字簡圖

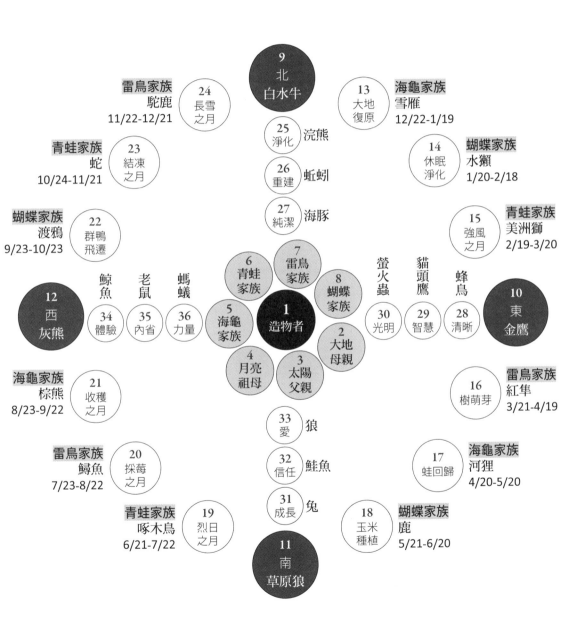

美洲藥輪

9
北‧白野牛

24 長雪‧駝鹿

13 大地復原‧雪雁

25 淨化‧浣熊

26 重建‧蚯蚓

27 純潔‧海豚

23 結凍‧蛇

14 休眠淨化‧水獺

22 群鴨飛遷‧渡鴉

6 青蛙家族
青蛙

7 雷鳥家族
雷鳥

8 蝴蝶家族
蝴蝶

15 強風‧美洲獅

12
西‧灰熊

34
體驗‧鯨魚

35
內省‧老鼠

36
力量‧螞蟻

5 海龜家族
海龜

1
造物者

2 大地母親
陸龜

30
光明‧螢火蟲

29
智慧‧貓頭鷹

28
清晰‧蜂鳥

10
東‧金鷹

21 收穫‧棕熊

4 月亮祖母
潛鳥

3 太陽父親
蜥蜴

16 樹萌芽‧紅隼

33 愛‧狼

32 信任‧鮭魚

31 成長‧兔

20 採莓‧鱘魚

19 烈日‧啄木鳥

11
南‧草原狼

18 玉米種植‧鹿

17 蛙回歸‧河狸

附錄四

台灣藥輪

9
北・長鬃山羊

24 長雪・台灣水鹿

13 大地復原・黃羽鸚嘴

25 淨化・高山小黃鼠狼

26 重建・南湖山椒魚

14 休眠淨化・歐亞水獺

23 結凍・金絲蛇

27 純潔・白海豚

22 群鴨飛遷・星鴉

6 青蛙家族
豎琴蛙

7 雷鳥家族
黑嘴端鳳頭燕鷗

8 蝴蝶家族
寬尾鳳蝶

15 強風・台灣雲豹

12
西・台灣黑熊

34
體驗・
大翅鯨

35
內省・
鹿野氏鼴鼠

36
力量・
沃氏棘山蟻

5 海龜家族
欖蠵龜

1
造物者

2 大地母親
食蛇龜

30
光明・
螢火蟲

29
智慧・
草鴞

28
清晰・
八色鳥

10
東・東方蜂鷹

21 收穫・穿山甲

4 月亮祖母
太平洋潛鳥

3 太陽父親
台灣草蜥

16 樹萌芽・鳳頭蒼鷹

33 愛・金黃鼠耳蝙蝠

32 信任・櫻花鉤吻鮭

31 成長・台灣野兔

20 採莓・巴氏銀鮈

17 蛙回歸・台灣水鼩

19 烈日・大赤啄木鳥

11
南・石虎

18 玉米種植・梅花鹿

春花媽宇宙藥輪

守護動物指引你探索自我、發揮天賦，學習與生命圓滿相融
【特別收錄：台灣動物藥輪】

作者	春花媽
封面插畫	Zooey Cho（卓肉以）
牌卡繪製	Zooey Cho（卓肉以）
雷鳥插畫	安的橋
選書	譚華齡

編輯團隊

美術設計	Rika Su
生物顧問	曾文宣
編輯協力	陳威縉
責任編輯	劉淑蘭
總編輯	陳慶祐

行銷團隊

行銷企畫	蕭浩仰、江紫涓
行銷統籌	駱漢琦
業務發行	邱紹溢
營運顧問	郭其彬

出版	一葦文思／漫遊者文化事業股份有限公司
地址	台北市松山區復興北路331號4樓
電話	（02）2715-2022
傳真	（02）2715-2021
讀者服務信箱	service@azothbooks.com
漫遊者書店	www.azothbooks.com
漫遊者臉書	www.facebook.com/azothbooks.read
一葦文思臉書	www.facebook.com/GateBooks.TW
營運統籌	大雁文化事業股份有限公司
地址	台北市松山區復興北路333號11樓之4
劃撥帳號	50022001
戶名	漫遊者文化事業股份有限公司
初版一刷	2021年12月
初版四刷	2023年4月
定價	台幣799元
ISBN	978-986-99612-9-5

書是方舟，度向彼岸
www.facebook.com/GateBooks.TW
一葦文思 GATE BOOKS
 一葦文思

漫遊，一種新的路上觀察學
www.azothbooks.com
漫遊者
 漫遊者文化

大人的素養課，通往自由學習之路
www.ontheroad.today
遍路文化 on the road
 遍路文化・線上課程

國家圖書館出版品預行編目（CIP）資料

春花媽宇宙藥輪：守護動物指引你探索
自我、發揮天賦，學習與生命圓滿相融(特
別收錄:台灣動物藥輪)/春花媽作. -- 初
版. -- 臺北市：一葦文思, 漫遊者文化事
業股份有限公司, 2021.12
240面；17x23 公分
ISBN 978-986-99612-9-5(平裝)

1.心靈療法 2.占星術 3.印地安族
418.98   110020471